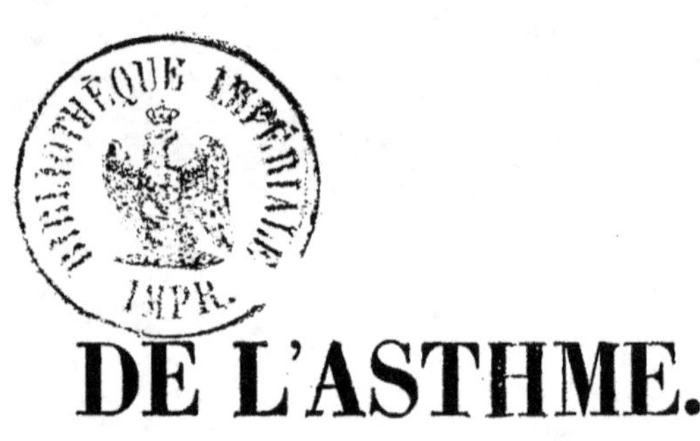

DE L'ASTHME.

P. BÉGAT, IMPR.-LIBRAIRE, A NEVERS.

DE

L'ASTHME,

par

Le Dr L. DE CROZANT,

Membre de la Société de Médecine du département de la Seine,
Lauréat de l'Académie de Médecine, Membre correspondant de l'Académie de New-Orléans,
Médecin-Inspecteur des Eaux
de Pougues.

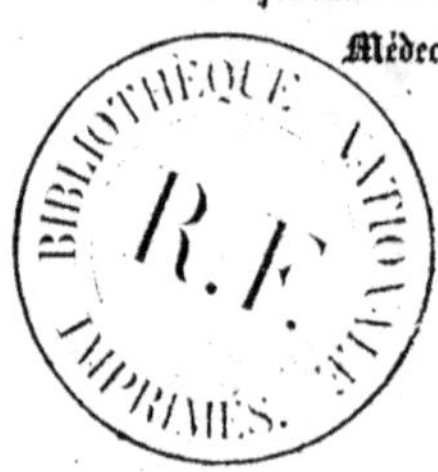

> Si je connaissais parfaitement l'his-
> toire de chaque maladie, je serais
> toujours en état de la guérir, parce
> que les différents phénomènes me mon-
> treraient la véritable route que je
> devrais tenir, et qu'étant soigneusement
> comparés ensemble, ils me condui-
> raient, comme par la main, aux médi-
> caments les plus véritables qui se tirent
> du fond de la maladie et non pas des
> erreurs de l'imagination.
>
> (SYDENHAM, *Med. prat.*, t. 1,
> p. 127, trad. de Jault.)

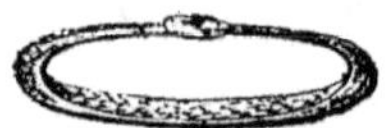

PARIS,

GERMER BAILLIERE, LIBRAIRE,

RUE DE L'ÉCOLE DE MÉDECINE, 17.

1851.

PREMIÈRE PARTIE.

DE LA NATURE DE L'ASTHME.

CHAPITRE PREMIER.

Définition de l'asthme, son rapport avec l'emphyséme, le catarrhe.

Il n'est point de maladie plus obscure dans son histoire que l'asthme ; il suffit de jeter les yeux sur les ouvrages de médecine modernes , sur les articles de dictionnaire pour se convaincre que tous ceux qui ont à écrire sur ce sujet éprouvent un grand embarras. Tous les auteurs, depuis Cullen, Corvisart, Laennec, Ferrus *(Dict. de méd.)*, De Laberge , Monneret *(Compend. de méd.)*, qui ont traité cette question, montrent en commençant, le voile qui la couvre, annoncent la confusion qu'on y a introduite et l'impossibilité où l'on se trouve aujourd'hui de tracer une histoire nette et précise de cette maladie.

Tout le monde a compris la cause de cette difficulté, chacun l'a expliquée à sa manière, et a fini par se laisser entraîner dans l'erreur commune. Je pourrai citer tel article qui, dès la première ligne, vous éclaire sur le danger, que l'auteur lui-même n'évite pas quelques pages plus loin. Ce danger, c'est de confondre l'asthme avec la dyspnée, l'asthme qui est une espèce morbide parfaitement définie et des mieux caractérisées, avec la dyspnée qui est un symptôme appartenant à toutes les affections des poumons ou du cœur. Cette confusion n'est pas de fraîche date, on la trouve dans Celse Arétée, Sydenham, Floyer; mais la plupart des autres médecins, Galien, Avicenne (lib. III, p. 481), Willis, Cullen, Pinel, ne commettent pas la même erreur et maintiennent l'asthme dans le cercle étroit qui lui convient.

Depuis quelques années, les travaux tentés sur ce sujet ont eu pour résultat de laisser considérer l'asthme comme synonyme de dyspnée, ou du moins comme un degré d'oppression au-dessus de la dyspnée. « Depuis que l'anatomie, disent MM. Trousseau et Pidoux (tome II, p. 301), a dépassé ses droits médicaux, l'asthme n'est plus qu'un symptôme. La science a tellement obscurci l'art d'observer que l'art était mieux connu

d'Arétée que de la plupart de nos modernes patho-
logistes. » La cause que signalent MM. Trousseau
et Pidoux, pour expliquer cette confusion déplô-
rable, est exacte, mais elle n'est pas la seule. La
raison principale se trouve dans les hypothèses
fausses ou mal appuyées que donnaient les auteurs
pour expliquer l'oppression qui caractérise un
accès d'asthme.

Ces explications étaient :

Pour Galien, la présence des mucosités bronchiques ; pour Willis, Hoffman, Cullen, Floyer,
Robert Brée, etc., l'étroitesse accidentelle des
bronches que chacun comprenait de manières différentes, admettant, l'un, une convulsion spasmodique des bronches (Willis) ; l'autre, un épaississ-
sement des membranes (Floyer) ; d'autres, admettant toutes ces causes comme pouvant produire
différentes variétés d'asthmes ; et comme dans la
majorité des cas la variété d'asthme n'était diagnos-
tiquée que par la cause qui l'avait produite, on
fit bientôt autant d'asthmes qu'il y a de causes capables de produire la dyspnée. Si l'on jette les
yeux sur le livre de Floyer, on voit que l'asthme
peut être produit par :

1° Un polype dans le cœur ;
2° Des pierres dans le poumon ;
3° Des tubercules ;
4° Des fièvres intermittentes ;
5° Une vomique ;

6° Un empyème ;

7° Une gibosité ;

8° Les tumeurs viscérales.

Enfin les modernes ont ajouté beaucoup à toutes ces variétés de prétendus asthmes, en énumérant toutes les altérations cadavériques qu'ils avaient rencontrées chez les asthmatiques ou plutôt chez les individus dont la respiration était difficile.

M. Rostan (note du 5e vol. de *Therap.*), écrit que l'asthme est toujours un état symptomatique d'une affection du cœur ou des gros vaisseaux. M. Louis voit dans l'emphysème la cause matérielle de l'asthme. D'autres auteurs affirmèrent qu'il pouvait tenir à une ossification des cartilages des côtes, à un état de grossesse, à une altération des nerfs qui se rendent aux bronches et aux poumons, etc., etc.

La confusion, comme on voit, est de nos jours plus complète que jamais, et le symptôme dyspnée a été évidemment confondu avec la maladie asthme. Pour que notre travail ait quelque fruit, nous devons, avant tout, bien établir ce que c'est que l'asthme, et pour cela nous nous contenterons de rapporter la définition donnée par Cullen, qui est aussi précise que claire : L'asthme est une difficulté de respirer qui revient par intervalle, qui est accompagnée d'une respiration stertoreuse avec sifflement. Vers la fin de l'accès, la toux est aisée ; il y a une expectoration de mucus,

souvent abondante. J'ajouterai que, pendant l'accès, la poitrine rend un son clair quand on la per-
cute, qu'on entend des râles vibrants d'abord,
puis des râles bullaires quand l'accès se termine.

Ainsi nous repoussons de l'histoire de l'asthme
toutes les dyspnées symptomatiques des affections
du cœur qui ne présentent ni intermittences, ni
respiration stertoreuse, les dyspnées hystériques
qui ne présentent ni respiration sifflante, ni expectoration, ni râles ; les dyspnées des affections du
poumon, des plèvres, etc., et nous avons alors
une maladie bien caractérisée, dont il reste à connaître la nature. Nous avons dit que jusqu'à présent deux hypothèses sérieuses avaient été mises
en avant : la première par Galien (les mucosités
bronchiques), la deuxième, par Vanhelmont,
Willis (spasme des bronches), pour tenter d'expliquer cette maladie ; tous les autres essais d'explication sont des variétés de ces deux théories.

La définition de l'asthme, une fois posée et dé-
barrassée de toutes les subtilités qui tendraient à
obscurcir l'histoire de cette maladie, il nous reste
à examiner une question importante, sur laquelle
l'Académie a appelé en 1846 l'attention du monde
médical, en la proposant pour sujet de concours.
Sa gravité est telle en effet qu'il ne s'agirait de
rien moins que de faire disparaître du cadre no-
sologique la maladie qui nous occupe, pour lui

substituer une affection nouvelle : l'emphysème pulmonaire.

L'anatomie pathologique, dont les progrès augmentent chaque jour la puissance, voulut avoir raison de cette affection bizarre et rebelle jusqu'alors à toutes les explications systématiques. Les partisans des doctrines localisatrices qui ne pouvaient se contenter des théories vagues et insaisissables de Willis, sur l'asthme nerveux, et que révoltait outrageusement le cachet humoral des asthmes humides des anciens auteurs, firent des efforts inouïs pour rechercher sur le cadavre la cause de tous ces désordres et en démontrer l'agent matériel.

C'est alors que nous avons vu toutes nos célébrités médicales recueillant avec soin les altérations qu'elles trouvaient chez les individus morts asthmatiques ; les groupant, les comptant, et en concluant : les uns, que l'asthme est une affection du cœur ; les autres, une hydropisie des ventricules ; d'autres, une hydropisie de poitrine ; d'autres, une paralysie, etc., etc. Mais si l'on borne ces recherches aux organes de la respiration, en repoussant toutes les autres affections qui n'appartiennent pas à l'asthme, une seule modification organique du poumon se présente à l'esprit de l'observateur, comme pouvant être l'explication si désirée : c'est l'altération décrite depuis longtemps sous le nom d'emphysème, et que présentent assez fréquemment les poumons des asthmatiques. Cette idée, que l'état emphysémateux du poumon était la cause des accidents asthmatiques, fut adoptée par Laennec, non pas pour tous les cas d'asthme, mais seulement pour quelques-uns : « Heureux, dit-il, de démontrer que beaucoup » d'asthmes, regardés comme nerveux, dépendent » de cette cause » (p. 548, t. i.) Il est bien entendu, toutefois, que long-temps avant Laennec on connaissait l'emphysème pulmonaire. De nombreux cas sont rapportés par tous les auteurs. Morgagni (*de Sed. et causis morb.*, livre 2, épit., xii); Van-Swieten (*Comment.*, *ex Boerh. aph.*, 1220); Ruisch (*Obs. anat. cent. obs.*, 19); Floyer, etc., en parlent, mais sans lui accorder des signes extérieurs, sans en faire une maladie. Ils le signalent tous comme altération pathologique, comme un accident possible de l'asthme, mais non point comme la cause et la raison de cette affection. C'est donc à Laennec qu'il faut faire remonter cette opinion : que beaucoup d'asthmes nerveux ne sont autre chose qu'un emphysème pulmonaire, puisque c'est lui le premier qui a tenté d'assigner des symptômes à cette altération pathologique, et de lui faire une existence clinique. On voit que cet auteur n'est pas exclusif, et dans son *Traité d'auscultation* il admet : l'asthme puéril, l'asthme avec catarrhe, l'asthme spasmodique, et enfin l'emphysème. C'est depuis Laennec que cette idée a été généralisée, et qu'on a été porté, par suite des travaux de M. Louis, à faire rentrer tous les cas d'asthme dans l'histoire de l'emphysème. Mais ne nous occupons, en ce moment, que de l'emphysème de Laennec, voyons s'il a eu raison d'établir cette division, voyons si cette nouvelle affection présente des symptômes spéciaux qui lui appartiennent, et la distinguent, par conséquent, des affections catarrhales et spasmodiques, qui portent dans le même livre le nom d'asthme. Voyons si ces deux maladies sont bien distinctes l'une de l'autre, ou si elles ne sont différenciées que par le nom, les symptômes étant les mêmes pour toutes deux.

Laennec admet, comme on sait, deux espèces d'emphysème : l'emphysème vésiculaire et l'emphysème interlobulaire. Cette dernière espèce pathologique ne doit pas nous arrêter, quoiqu'elle existe réellement sur le cadavre. Laennec la présente comme difficile à diagnostiquer, et le seul signe caractéristique qu'il en donne consiste en un *frottement ascendant et descendant*, qu'on entend en appliquant l'oreille sur la poitrine. Ce symptôme n'a rien de significatif, et annonce beaucoup mieux une pleurésie sèche que toute autre chose. C'est ce qui résulte de la lecture des deux seules observations qu'il rapporte, et qui sont évidemment, l'une, une pleurésie légère compliquant un catarrhe, l'autre, une pneumonie accompagnée

d'une pleurésie sans épanchement. Je ne répèterai pas ici ces deux observations. Je citerai seulement les réflexions que fait l'annotateur du *Traité d'auscultation*. « Je ne sais si on peut regarder ces deux
» faits comme des exemples d'emphysème interlo-
» bulaire. L'un et l'autre, et principalement le
» second, me semblent plutôt des exemples de
» *pleurésies légères* entées sur un catarrhe ou une
» pneumonie, et dans lesquelles l'œgophonie a
» manqué parce qu'il n'y avait pas d'épanchement.
» Dans le service de mon cousin, pendant que je
» remplissais les fonctions de chef de clinique,
» lorsque le bruit de frottement est noté, la feuille
» de diagnostic porte presque toujours *pleurésie*,
» et emphysème interlobulaire. »

Je dois donc éloigner cette variété de l'emphysème de Laennec, comme n'étant pas démontrée au point de vue symptomatologique (1). Quant à la deuxième variété, celle que Laennec appelle l'emphysème vésiculeux, et qui serait beaucoup plus commune, voici les symptômes qu'il lui assigne, et que nous allons voir ne rien présenter de caractéristique :

1° Une peau terne et terreuse, les lèvres grosses,

---

(1) Je dis au point de vue symptomatologique, parce que quelques auteurs regardent la forme interlobulaire comme étant, sous le rapport anatomopathologique, la plus commune. Pour M. Piédagnel, par exemple, l'emphysème est constitué toujours par un épanchement d'air dans le tissu interlobulaire. Nous n'avons à nous occuper que de la traduction extérieure : le symptôme.

gonflées et violettes. Ces symptômes appartiennent à toutes les maladies chroniques qui épuisent les malades, et que caractérise une dyspnée habituelle; ils se rencontrent dans les catarrhes, les affections du cœur, etc., etc.

2° La toux et l'expectoration. Ces deux symptômes ordinaires du catarrhe sont donnés comme appartenant à l'emphysème, mais Laennec le fait avec une réserve qu'il est convenable d'indiquer : « Je n'oserais affirmer, dit-il, que l'emphysème » du poumon puisse exister sans toux, mais tous » les malades chez lesquels j'ai rencontré cette » affection étaient sujets à une toux habituelle. » J'ai vu quelques malades qui assuraient n'avoir » ni toux ni expectoration habituelles, mais en les » observant avec soin, j'ai vu que ceux-là même » toussaient légèrement une ou deux fois par jour » au moins, et qu'ils expectoraient tous les matins » un peu de matière visqueuse bronchique. » Qu'il y ait toux et expectoration, je l'accorde, mais comme ce sont les signes les plus propres au catarrhe, nous ne pouvons, avec eux, différencier l'emphysème de l'asthme catarrhal, et en déposséder le catarrhe au profit de l'emphysème;

3° La dyspnée est donnée par Laennec comme un des signes de l'emphysème; elle est aussi le signe constant de l'asthme décrit par Laennec. Sa forme est la même, intermittente, progressive, etc., etc., et tout à fait semblable à la dyspnée des asthmatiques. Il ajoute qu'elle est quelquefois continue, ce qu'il indique également dans l'histoire du catarrhe sec et de l'asthme. Il faut remarquer que Laennec, dans ses observations, signale toujours avec la dyspnée la persistance de la toux et de l'expectoration, de telle sorte qu'il est de toute impossibilité de savoir si la dyspnée, intermittente ou non, dépend de l'emphysème ou bien du catarrhe, dont il signale la présence (p. 387, t. i.). Mais, au surplus, pour Laennec, c'est le catarrhe et la dyspnée qui l'accompagne, qui amènent la dilatation des vésicules; il ne lui est, par conséquent, pas permis de regarder la dyspnée comme signe de cette dilatation.

4° Râles. Laennec donne comme signe stéthoscopique de l'emphysème : les râles muqueux, sonores, crépitants, à grosses bulles, qu'il indique comme caractéristiques. Tous dépendent encore du catarrhe, et non pas de l'emphysème.

Voici ce que dit M. Andral : « L'auscultation fait » entendre, en divers points, différents râles, et » spécialement le râle sibilant, sonore, sec, et » aussi, bien que moins généralement, le râle » sous-crépitant. Ces râles ne sauraient faire re- » connaître l'emphysème, car ils s'entendent dans » bien d'autres circonstances, et ils sont le ré- » sultat d'une affection bronchique qui vient com- » pliquer la maladie des vésicules. » Mais Laennec lui-même, comme pour rendre inséparables ces affections qu'il veut diviser, a soin de signaler, dans l'histoire de l'emphysème (p. 374, t. 1), le cliquetis de soupape, qu'il regarde à la page 207 comme le résultat du déplacement d'un crachat dans les bronches.

5° La percussion sur la poitrine doit donner un son clair contrastant avec la diminution du bruit respiratoire. La nature de l'emphysème devait nécessairement faire présumer l'existence de ce symptôme. Aussi, Laennec ne manque-t-il pas de le signaler. Nous ne voulons pas en discuter la valeur séméiotique, contentons-nous seulement de dire que, pour Laennec lui-même, il ne peut être important, et qu'il l'indique comme existant toutes les fois qu'un catarrhe est accompagné de dyspnée. Ainsi, sans parler de l'asthme, voici ce que cet auteur dit à la page 206, t. 1. « Les signes » pathognomoniques du *catarrhe sec* sont une » sonorité parfaite de la poitrine, et un bruit » respiratoire nul, ou presque nul. » Si ce signe est pathognomonique du catarrhe sec, il ne peut évidemment l'être de l'emphysème.

Il est impossible, comme on voit, de se contredire d'une manière plus précise et plus nette, ou plutôt il est bien évident pour tous que Laennec a décrit sous le nom d'emphysème un ensemble de symptômes qui sont ceux qu'il assigne lui-même à l'asthme ou au catarrhe sec, et lorsqu'un malade se présentait à lui, il diagnostiquait l'une ou

l'autre de ces affections, suivant l'intensité des
symptômes et surtout de la dypsnée. Ce n'est
point une supposition de ma part, voici comment
Laennec l'a justifié. « Dans les cas douteux, l'an-
» cienneté de la maladie, l'intensité de la dyspnée
» habituelle et des accès d'asthme survenant de
» temps en temps, peuvent seuls servir d'indice
» et suffisent même pour que l'on puisse affirmer
» avec sûreté que les vésicules aériennes sont di-
» latées (p. 574, t. 1). » Quelle est la conclusion
rigoureuse de ces paroles? C'est que l'existence
d'un emphysème pulmonaire est une chose très-
probable chez les vieux asthmatiques; que tous
les signes que Laennec a assignés à cette altération pathologique sont ceux de deux maladies dans
lesquelles on la rencontre fréquemment, et qu'il a
vainement essayé de la revêtir de caractères extérieurs qui permissent d'en faire une maladie spéciale. Pour lui-même, l'emphysème n'est qu'un
accident d'une autre maladie et les tentatives qu'il
a faites pour l'isoler de l'histoire générale de
cette maladie doivent être considérées comme
une concession faite à la doctrine localisatrice, et
au désir qu'il avait de rétrécir le champ trop vaste
des asthmes nerveux. Une dernière phrase de
Laennec confirmera notre opinion : « Jusqu'ici,
» ces signes ne sont, comme on le voit, que ceux
» du catarrhe sec, et cela ne doit pas étonner

» puisque l'emphysème du poumon est presque
» toujours dû à cette affection (p. 374, t. 1). »

Cette phrase de Laennec est précédée des signes que nous venons d'examiner ; quant à ceux qu'il expose ensuite, ils ne sont pas plus expressifs, ni plus spéciaux à l'emphysème.

1° *Le râle crépitant sec à grosses bulles.* **M.** Andral, dans une note à l'ouvrage de Laennec, rend ce signe au catarrhe auquel il appartient sans contestation.

2° *La sensation de craquement que la main peut éprouver en pressant du doigt un point de la poitrine correspondant à une partie emphysémateuse du poumon.* Laennec avoue n'avoir rencontré ce signe que très-rarement, et chez des personnes très-maigres. Nous avouons ne l'avoir jamais rencontré malgré nos recherches attentives, pas plus que **M.** Louis qui n'en parle pas.

3° *La forme arrondie de la poitrine.* Ce signe n'a aucune valeur, d'abord parce que les déformations trouvées et consignées par les auteurs qui ont écrit sur ce sujet ne ressemblent pas à celle que signale Laennec ; les saillies de **M.** Louis ne ressemblent en rien aux poitrines rondes de Laennec. Nous examinerons plus loin cette question plus sérieusement traitée dans le livre de **M.** Louis, nous constaterons seulement ici que les poitrines rondes se rencontrent chez les asthmatiques, mais pas plus souvent que chez ceux qui ne le sont pas.

Pour porter la conviction dans tous les esprits, je vais transcrire une observation prise dans le *Traité d'auscultation*. J'en choisis précisément une dans laquelle l'autopsie a constaté un emphysème considérable, et je demanderai s'il était possible, d'après les symptômes, de diagnostiquer autre chose qu'un asthme catarrhal, et *supposer* l'emphysème du poumon comme désordre organique fréquent dans cette maladie.

« Observation 4. Emphysème total des poumons. J. B. Cocard, cultivateur à Courbevoie, âgé de trente-sept ans, entra à l'hôpital Necker le 25 mai 1818, pour s'y faire traiter d'une infiltration aux extrémités inférieures, qui durait seulement depuis quelques jours.

» Cet homme, d'une constitution assez robuste, d'un tempérament bilioso-sanguin, était affecté depuis l'âge de trois ans d'une toux habituelle, avec expectoration muqueuse. Cette affection, qu'il attribuait à ce que sa nourrice l'avait fait coucher pendant un an dans une cave froide et humide, l'incommodait fort peu dans sa première jeunesse : il avait seulement la respiration courte et gênée ; mais cela ne l'empêchait pas de continuer de se livrer aux travaux de la campagne.

» Jusqu'à l'âge de 16 ans, il fut en outre sujet à

des éruptions cutanées que l'on qualifiait de gourmes.

» Pendant l'hiver, la toux augmentait, et il était toujours obligé de garder le lit pendant quelques jours.

» A l'âge de trente-trois ans, à la suite de quintes de toux plus fortes qu'à l'ordinaire, il fut pris d'un vomissement de sang qui n'eut pas de suite. A trente-six ans, dans un moment où la toux l'incommodait également plus que de coutume, il s'aperçut que son ventre était un peu enflé. Cet accident le détermina à interrompre ses travaux ; mais, malgré le repos, le volume du ventre augmenta, et il se manifesta un peu d'infiltration au prépuce. Le malade se décida à entrer à l'hôpital, où, examiné le jour de son entrée, il présenta les symptômes suivants :

» Peau d'une couleur terreuse et brunâtre, avec mélange d'une nuance de violet à la figure et aux mains ; face portant l'empreinte de la stupidité, quoique la conversation du malade prouvât un développement ordinaire des facultés intellectuelles ; lèvres bleuâtres, respiration courte et très-gênée, toux assez fréquente, sonore et assez forte, suivie de l'expectoration d'un liquide filant, incolore , spumeux et peu abondant ; voix très-sonore et un peu rauque , naturellement grave, mais passant quelquefois comme involontairement à l'aigre ; peau d'une chaleur naturelle , pouls fréquent, régulier, infiltration des téguments du ventre, des parties génitales et des extrémités inférieures.

» La poitrine résonnait très-bien dans toute son étendue ; mais le stethoscope faisait à peine entendre la respiration au-dessous des clavicules, quoique le malade aspirât avec de grands efforts et avec un soulèvement très-grand des parois thoraciques. On ne l'entendait pas dans tout le reste de la poitrine ; seulement on pouvait par moments la soupçonner en quelque sorte plutôt que l'entendre ; et alors elle était accompagnée d'un léger râle sibilant, ou semblable au cliquetis de quelques petites soupapes qui auraient été placées dans les bronches. Le sternum bombé, dans toute sa longueur, donnait antérieurement à la poitrine une forme cylindrique ; postérieurement, elle était en outre voûtée et régulièrement arrondie, de manière que l'angle inférieur de l'omoplate, immédiatement appliqué aux côtes, était plus saillant, c'est-à-dire plus arriéré que l'épine transverse de cet os. »

« Le cœur donnait peu d'impulsion et de bruit (tisane apéritive). »

« Du 27 au 29 mai, même état.

» Le 30, soulagement marqué. Le ventre et les cuisses étaient moins infiltrés, l'appétit avait reparu, la soif était presque nulle.

» Le 31, céphalalgie. L'état de la poitrine était

toujours le même, elle résonnait très-bien dans tous les points ; la respiration ne s'entendait qu'auprès de la région du cœur ; l'oppression était assez forte, les lèvres et la face conservaient leur couleur. »

N'est-ce point là une belle observation d'asthme catarrhal, telle que les anciens auteurs nous en rapportent et tout-à-fait semblable à la maladie du grand Frédéric, dont le célèbre Zimmerman nous a tracé l'histoire. C'est l'asthme avec tous ses accidents, jusqu'à l'hydropisie, et peut-être l'emphysème. Nous disons peut-être, car rien dans les symptômes que je viens d'énumérer ne peut rationnellement en affirmer l'existence ; c'est aussi l'avis de Laennec, car il ajoute :

« J'étais fort incertain sur le diagnostic de cette maladie... » et il ne dit pas un mot de l'emphysème... Continuons :

« Le 8 juin, le malade se trouvait très-bien ; l'infiltration des extrémités et des parties génitales était dissipée ; la toux était rare, l'appétit bon, la respiration était toujours très-courte, mais l'oppression était beaucoup plus sensible pour les assistants que pour le malade, qui considérait cette disposition comme une chose qui lui était naturelle. Il demanda sa sortie le 9 juin 1818.

» Le 1er juillet suivant, il rentra à l'hôpital et nous apprit qu'après s'être assez bien porté pendant environ quinze jours, il avait été pris d'un *rhume avec augmentation de gêne dans la respira-tion*, ce qu'il attribuait à ce qu'il avait dormi un jour en plein air. L'infiltration des extrémités et des parties génitales avait reparu. L'exploration de la poitrine donnait les mêmes signes.

» Le 2 juillet, toux fréquente, expectoration abondante, orthopnée, sommeil court, même état de la peau, de la respiration et de la circulation qne lors de la première entrée. »

C'est alors le 2 juillet que Laennec fait mettre sur la feuille d'observation : Emphysème pulmonaire. Que s'est-il donc passé chez ce malade depuis le 31 mai qui puisse justifier ce diagnostic? Rien. Le malade est dans le même état que lors de sa première entrée ; il y a eu seulement un accès de plus, et en tout semblable à celui qui l'avait déterminé, une fois déjà, à venir à l'hôpital. Quelle est donc la raison de ce diagnostic? Laennec a soin de nous le dire : la persistance du mal et les signes exclusifs de toute *autre affection de poitrine*, le portèrent alors à penser que le malade était atteint d'emphysème total des deux poumons. Ces signes, loin d'être exclusifs, sont, d'après Laennec lui-même, l'expression de l'asthme catarrhal. Quant à la persistance du mal, quelque mauvaise que soit cette raison, admettons-la : et que faut-il en conclure? Que ce n'est pas un asthme, une affection intermittente, mais un emphysème, altéraration organique persistante dont nous avons.

l'histoire sous les yeux ; la maladie va donc persister avec toute sa gravité… C'est ce qui n'a pas lieu.

« Le 11 juillet, mieux sensible depuis quelques jours : l'infiltration des extrémités et de l'abdomen est tout-à-fait dissipée ; la toux est encore fréquente, l'expectoration peu abondante ; le pouls est petit, mais régulier ; la chaleur de la peau naturelle.

» Le 14, le malade se trouve très-bien. Le 19, il sort de l'hôpital. »

Après une nouvelle rechute, dont il est encore guéri, ce malade contracta une petite vérole avec une bronchite intense ; il meurt dans une dyspnée violente, et sur le cadavre on constate l'état emphysèmateux des deux poumons.

Sans entrer dans la discussion de la cause prochaine et de la date de cet emphysème, je tiens à montrer par cette observation qu'il était impossible, d'après les symptômes rapportés par Laennec, de trouver, comme il le dit lui-même, autre chose qu'un asthme catarrhal, et que c'est par simple présomption qu'il a diagnostiqué un emphysème.

Il est donc bien évident, d'après l'exposition des symptômes que nous avons faite, et d'après l'observation que nous avons rapportée, qu'il est impossible de légitimer la part faite par Laennec, à l'emphysème, au détriment de l'asthme. Il est bien évident que tous les symptômes dont il a doté son emphysème appartiennent à son asthme, et que l'emphysème n'en a aucun qui lui soit propre, si ce n'est cette sensation de craquement que Laennec dit avoir très-rarement rencontrée, et dont personne depuis n'a parlé.

L'histoire de l'emphysème, telle que Laennec nous l'a tracée, n'est donc pas admissible, et je dois examiner celle plus étendue et plus complète qui a été faite par les successeurs de Laennec.

Plusieurs travaux ont été publiés sur cette matière : je ne parlerai pas de ceux de MM. Gavaret, Imely, etc. Je prendrai le plus important de tous, celui de M. Louis, qui a créé l'histoire de l'emphysème, telle qu'elle est admise aujourd'hui et qui en a popularisé la connaissance.

Comme je l'ai dit et montré, Laennec ne retirait de la maladie qui nous occupe que quelques cas qu'il distinguait par l'intensité et la persistance des symptômes, et qu'il nommait emphysème. Nous avons démontré l'inutilité et le peu de fondement de cette distinction puisqu'elle n'est basée sur aucun symptôme précis, nous avons montré que c'est la même affection qui marche et s'aggrave, plus un accident possible, mais incapable de faire oublier la maladie principale, pas plus que l'hydropisie qui complique aussi souvent cette affection.

M. Louis a étendu la valeur du mot emphysème : il le généralise et l'applique à toute affection, quelles que soient sa durée et son intensité, qui présente les symptômes ordinairement attribués par les auteurs à l'*asthme*.

Cette fusion complète des deux maladies, fruit de la méthode sévère d'examen de M. Louis, est la condamnation absolue de la division tentée par Laennec, et elle ressort parfaitement de l'étude des symptômes que M. Louis prête à l'emphysème. Nous ne pourrions pas, comme pour Laennec, confronter M. Louis avec lui-même, parce que cet auteur n'a rien écrit sur l'asthme ; mais nous avons pour comparaison les assertions de tous les auteurs, et il nous sera facile de faire saisir la conclusion du travail du médecin de l'Hôtel-Dieu, et de montrer les rapports qui existent entre l'emphysème, tel qu'il le comprend, et l'asthme. Il reconnaît comme symptômes :

« Une dyspnée lente dans sa marche, accompagnée d'accès isolés des symptômes de maladie du cœur. » C'est évidemment la même dyspnée intermittente que d'autres auteurs attribuent à l'asthme.

« *La sonorité de la poitrine contrastant avec une diminution du bruit respiratoire.* » Nous avons vu que Laennec avait eu soin d'indiquer ce symptôme toutes les fois qu'il y avait catarrhe avec dyspnée, dans l'asthme, le catarrhe sec.

« *La toux et les râles*, » que Laennec rapportait au catarrhe, sont attribués, par M. Louis, à l'emphysème, et parmi les râles, le râle sifflant, qu'il donne comme spécial à cette maladie. Quant au râle sous-crépitant, il n'exprimerait l'emphysème qu'en avant, et à la partie supérieure des poumons. En bas et en arrière, il appartiendrait au catarrhe. Il n'est pas nécessaire d'insister pour faire admettre que, si les râles peuvent appartenir à l'emphysème, ils peuvent tout aussi bien être attribués au catarrhe ; il est même surprenant que ce ne soit pas l'opinion de M. Louis, car, quelques lignes plus loin, en parlant de l'expectoration, qui est le fait du catarrhe, il rapproche la forme des crachats de la nature des râles, et il dit : « Les crachats ver-
» dâtres et opaques appartiennent au catarrhe
» pulmonaire aigu, et sont accompagnés de râles
» sous-crépitants ; les autres, mousseux et liquides,
» appartiennent au catarrhe chronique, et sont
» accompagnés de râles sifflants. » Il est extraordinaire qu'après cette explication l'auteur attribue les râles à l'emphysème, car, si la nature des râles dépend de la forme des crachats, ils doivent être comme les crachats qui les causent, rapportés au catarrhe.

La déformation de la poitrine est aussi donnée, par M. Louis, comme un signe pathognomonique de l'emphysème ; mais ce n'est plus la déformation dont parlait Laennec, ce qui devrait être déjà une grande cause de doute. Pour M. Louis, les déformations principales sont : un développement plus considérable d'un des côtés de la poitrine, et un développement de la région sus-claviculaire. Enfin, M. Louis attache surtout une grande importance à une saillie sus-claviculaire, qu'il a remarquée chez tous les emphysémateux, *moins un*. J'ai vainement cherché ce signe chez les nombreux malades que j'ai examinés à la Salpétrière et ailleurs. Je n'ai rien trouvé qui pût me donner idée de la saillie dont parle M. Louis, et qu'il attribue à un refoulement de bas en haut de cette région, par le sommet du poumon. J'ai bien vu, dans cette région, une tumeur signalée par M. Beau (*Arch. de Méd.*, 1840, p. 380), et qu'on rencontre assez souvent chez les vieux asthmatiques; mais cette tumeur n'est bien saillante que dans les violents accès, ou dans les fortes quintes de toux, et elle est formée par un énorme développement des veines jugulaires. Il n'est pas présumable que ce soit de cette tumeur que M. Louis ait voulu parler.

A part donc la déformation de la poitrine, les douleurs vagues que M. Louis ne précise pas, nous retrouvons ici, comme dans Laennec, les symptômes de l'asthme, seulement plus positivement et plus exclusivement attribués à l'emphysème. De telle sorte qu'en admettant l'emphysème tel que M. Louis le comprend, il est impossible de concevoir parallèlement une histoire de l'asthme qui ne soit pas la répétition exacte de celle de l'emphysème, sauf quelques symptômes non indiqués dans le travail si bien fait, du reste, de notre savant maître.

Que ce rapprochement de l'emphysème et de l'asthme ne soit pas regardé comme une hypothèse, il se retire naturellement de l'examen des symptômes, et d'une manière si sensible, que nous ne croyons pas devoir y revenir. Il existe aussi, dans la pensée de M. Louis, et pour lui, les deux maladies distinctes encore dans l'esprit de Laennec, ne forment plus qu'une seule et même affection. En effet, dans son article *Emphysème* (*Dict.* en 25 v., t. xi), M. Louis ne dit pas un mot de l'asthme, pas même au sujet du diagnostic différentiel, alors qu'il s'étend avec soin sur les moyens de ne pas confondre l'emphysème avec la dilatation des bronches, l'anévrisme de l'aorte, etc., etc. Si l'emphysème et l'asthme n'étaient pas la même affection, ce serait certainement les deux maladies les plus semblables et les plus difficiles à isoler. Si M. Louis n'avait pas été de notre opinion sur leur identité, il nous aurait certainement donné les moyens de les distinguer l'une de l'autre. Au reste, pour lever toute incertitude à cet égard, je puis citer quelques passages du travail de M. Louis, qui montreront que, pour ce médecin, asthme et emphysème sont deux mots qui expriment la

même maladie. Ainsi, en parlant de l'influence que peut avoir l'hérédité sur la production de l'emphysème dans le jeune âge, il dit : « De qua-
» torze individus dont la dyspnée remontait à la
» première jeunesse, quatorze avaient eu leurs
» parents *asthmatiques*, tandis que sur. quatorze
» atteints tardivement d'emphysème, deux seu-
» lement tiraient leur origine d'individus morts de
» la même maladie. » Évidemment, ici, asthmatique est synonyme d'emphysémateux (p. 368, *loc. cit.*). Plus loin encore, p. 370, on retrouve le mot *asth-matiques* employé pour désigner des malades at-teints d'emphysème.

Il ressort donc de cette exposition, que, pour les auteurs eux-mêmes qui ont écrit sur l'emphy-sème, cette maladie n'est autre chose que l'en-semble de symptômes décrits autrefois sous le nom d'asthme.

Ce premier point établi, sans contestation, je pense, il me reste un second problème à résoudre : si ces deux maladies n'ont qu'une même expression symptomatique, à laquelle des deux appartiennent les symptômes assignés à toutes deux? Nous de-vons donc, pour suivre une marche méthodique, examiner si les symptômes assignés par Laennec et M. Louis, à la dilatation des vésicules pulmo-naires, en dépendent réellement ; si cette défor-mation du poumon doit être regardée comme la source et la cause de tous les accidents observés chez les asthmatiques. Il est facile de prévoir, d'après ce que nous avons déjà dit, que notre réponse sera négative, et il nous sera aisé de faire partager notre opinion à nos lecteurs, en examinant rapidement les symptômes que nous avons énumérés, en discutant leur valeur seméiotique, et en retirant quelques preuves aussi de l'anatomie pathologique, de la marche et du traitement de cette intéressante maladie.

Symptômes. — La toux et l'expectoration ne peuvent, en aucune manière, être liées à l'emphysème pulmonaire. M. Louis, tout en constatant que tous les malades qu'il a observés, moins un, toussaient, est obligé de rapporter l'expectoration au catarrhe, qui accompagne presque toujours, dit-il, l'emphysème. La toux et l'expectoration sont deux phénomènes trop intimement liés ensemble pour être séparés, quant à leur cause.

Les râles peuvent-ils être expliqués par la dilatation des vésicules? En aucune façon, et les auteurs qui les rapportent à cet état ne donnent aucune explication à cet égard. Il est évident, quelle que soit l'opinion qu'on ait sur la formation des râles, qu'on ne peut comprendre comment des vésicules hypertrophiées, remplies surabondamment de gaz, ne pouvant revenir sur elles-mêmes, pourraient produire ces bruits anormaux. M. Louis, comme je l'ai déjà dit, rapproche certains râles de certaines formes de l'expectoration, et comme il attribue l'expectoration au catarrhe, il est bien obligé de lui attribuer les râles. Du reste, l'opinion générale est fixée à cet égard. J'ai donné plus haut l'opinion de Laennec, celle de M. Andral (*Note à l'ouv. de Laennec*, p. 376, t. i).

La sonorité de la poitrine et la diminution du bruit respiratoire sont des signes plus rationnels, et sur lesquels on s'appuie tout particulièrement pour diagnostiquer l'emphysème. Nous répondrons que, s'ils peuvent être le symptôme de l'emphysème, ils sont aussi le symptôme naturel du catarrhe qui accompagne l'emphysème. Dans les bronchites accompagnées d'un peu de dyspnée, on rencontre très-souvent la diminution ou l'absence partielle du bruit respiratoire; telle est l'opinion de Laennec, qui fait cette remarque pour le catarrhe sec; telle est l'opinion de MM. Barth et Roger (*Auscult.*, t. lix), de M. F. Andry (*Auscult.*, p. 157).

Quant à la sonorité, on l'a trouvée dans les mêmes circonstances et toujours en proportion de la dyspnée, à moins qu'il n'y ait engouement, hépatisation du poumon, etc., etc. Du reste, il est une expérience concluante facile à faire et que j'ai souvent répétée à la Salpétrière : percutez un asthmatique au moment de l'accès, vous trouverez la sonorité exagérée que tout le monde assigne à l'emphysème. Que l'accès vienne à cesser, et percutez immédiatement, vous trouvez une sonorité normale. Percutez la poitrine d'un homme sain et un peu maigre, vous trouverez la sonorité normale ; commandez-lui de faire une grande inspiration et de conserver tout l'air qu'il aura inspiré ; percutez alors et vous trouverez une différence si sensible qu'il vous sera impossible d'admettre que la sonorité exagérée de la poitrine implique l'idée d'un emphysème, ou alors cet emphysème serait tout-à-fait éphémère et sous la dépendance exclusive de la cause qui retient dans les vésicules pulmonaires une plus grande quantité d'air que d'habitude. On comprend alors que toute cause, qui tendra à augmenter la masse d'air dans les cellules, ou à l'y faire séjourner, produira une sonorité exagérée. Ajoutons qu'avec ce signe commencera une diminution du murmure vésiculaire, toutes les fois que cette cause sera un obstacle au libre passage de l'air : c'est le cas des mucosités qui, dans le catarrhe, obstruent les bronches et empêchent que l'oreille puisse entendre aucun bruit. Non-seulement la faiblesse ou l'absence du bruit respiratoire peuvent ne pas tenir à l'emphysème, mais j'ajouterai que l'emphysème ne peut l'expliquer convenablement et ne peut en être la cause. J'en trouve la preuve dans une remarque très-exacte faite par M. Louis (p. 554, *loc. cit.*), c'est que la faiblesse du bruit respiratoire n'est pas du tout proportionnée à la durée de la maladie, et cependant si cette faiblesse du bruit était liée à la dilatation des vésicules, elle devrait augmenter avec le temps, à mesure que cette maladie, essentiellement lente et progressive, dit encore **M.** Louis, marche et se développe : il n'en est rien cependant. Il est une preuve plus saisissante encore que l'absence du bruit respiratoire ne peut être le fait de cette déformation organique : c'est que souvent, pendant que vous auscultez, le murmure vésiculaire reparaît tout-à-coup en un point où il vous était d'abord de toute impossibilité de percevoir le plus léger bruit. Faudrait-il donc admettre que les vésicules sont tout-à-coup revenues à leur volume primitif. Cette explication ne saurait être prise au sérieux, et comme l'observation dont je parle a été faite par tous les médecins habitués à l'auscultation, je crois pouvoir dire que ce signe, pas plus que les autres, n'appartient à l'emphysème.

La dyspnée, lorsqu'elle est faible et continue, s'observe dans beaucoup de catarrhes simples, dans la phthisie, etc.; plus violente, elle se rencontre dans la bronchite capillaire aigue, le catarrhe suffocant, les maladies du cœur; en un mot, toutes les fois qu'il y a disproportion entre l'air et le sang dans le poumon ; elle ne peut donc être regardée comme un signe de l'emphysème. Si elle est intermittente, comme elle doit l'être dans l'asthme bien déterminé, non-seulement elle

ne peut être spéciale à l'emphysème, mais elle ne
peut même en aucune façon être attribuée à cette
dilatation organique, à moins d'admettre que
cette dilatation des vésicules ne soit elle-même
intermittente et éphémère; mais alors ce ne serait plus une altération organique dont il faille se
préoccuper, mais simplement un développement
momentané que l'élasticité des parois fera bientôt disparaître, sitôt que la cause de cette distension disparaîtra elle-même; si, comme il résulte
des travaux modernes, l'emphysème est une dilatation anormale des vésicules, qui doit durer plus
que l'espace de quelques heures, la dyspnée qu'elle
provoque ne peut pas être intermittente : il n'y
aurait aucune relation entre la cause et l'effet;
cependant la dyspnée, observée dans la maladie
décrite par **M. Louis**, aurait positivement ce caractère d'intermittence, puisque cet auteur dit
(p. 347, *loc. cit.*) : « Cette dyspnée si remarquable
par sa durée... *ses accès...* est presque caractéristique de l'emphysème. » D'une autre part, si cette
dyspnée était liée à l'existence de l'emphysème,
elle augmenterait toujours avec le temps, puisque
la marche de l'emphysème est lente et progressive. C'est ce qui n'a pas lieu : dans les asthmes,
vous voyez la dyspnée arrivée dès les premiers
jours de la maladie à un degré effrayant, diminuer
ensuite sensiblement sous des influences que
j'examinerai plus loin. Vous voyez de ces malades

étouffant depuis des années, dont la dyspnée cesse
tout-à-coup; chez d'autres, et c'est le plus grand
nombre, qu'on ne voit pas dans les hôpitaux parce
qu'ils connaissent la marche de leur maladie et
qu'ils attendent chez eux la fin de l'accès, mais
qu'on retrouve dans les hospices : Bicêtre, la Salpétrière; chez ceux-là, dis-je, lorsque l'accès est
passé, et qu'avec lui disparaissent tous les prétendus signes de l'emphysème, la dyspnée cesse
tout-à-coup et complètement pour ne plus reparaître qu'au bout de quinze jours, deux mois, un
an. Que deviendrait donc la dilatation des vésicules pendant ce temps, car elle ne peut, je le répète, cesser si brusquement d'exister Elle ne serait pas une maladie, pas plus que la dilatation des
veines jugulaires dont je parlais.

Enfin, en dernière analyse, comment expliquer
cette dyspnée? Est-ce que la simple dilatation des
vésicules suffit pour en rendre compte? Non, vraiment. M. Louis lui-même ne le pense pas, car il a
vu plusieurs fois des individus, sans aucune dyspnée, présenter, à l'autopsie, des poumons emphysèmateux, et il suppose qu'elle est due à l'hypertrophie des parois des vésicules; mais cette
hypothèse, sur quoi M. Louis la fonde-t-il? Sur
rien. Il n'a jamais pu la constater par l'examen.
« *On pourrait, dit-il,* avoir la preuve de ce fait,
en soumettant à la dessication deux poumons
préalablement insufflés, l'un sain, l'autre emphy-

sèmateux : une section bien nette faite à ces deux organes dans des points correspondants, *montre-rait sans doute* que les parois des cellules dilatées sont plus épaisses que celles des cellules qui ne le sont pas (p. 166, *loc. cit.*) C'est donc une pure supposition que rien ne justifie et qu'il est inutile de chercher à vérifier. En effet, M. Andral, qui s'est occupé de cette question, dit que les parois des cellules sont aussi souvent *amincies qu'hyper-trophiées* dans l'emphysème (*Anat. pathol.*, t. II, p. 254). Il est donc impossible d'expliquer la dyps-née par l'emphysème seul, puisque la seule raison qu'on en pourrait donner, l'hypertrophie des pa-rois vésiculaires, n'existe pas, et, comme le dit M. Louis lui-même, il n'est pas possible de com-prendre la dyspnée violente par la simple dilata-tion des vésicules, alors que le poumon semble gorgé d'une plus grande quantité d'air qu'à l'état normal.

La dyspnée, si remarquable des asthmatiques, ne peut donc être attribuée à une dilatation des vésicules pulmonaires, et nous aurons à en cher-cher ailleurs la cause prochaine.

Si donc tous ces symptômes, toux, expectora-tion, râles, absence ou diminution de bruit respi-ratoire, sonorité de la poitrine, dyspnée, n'ap-partiennent pas à l'emphysème du poumon, que reste-il pour exprimer à l'extérieur son existence? Une sensation de craquement éprouvée par la main, dont M. Louis ni personne ne parle, que Laennec n'a rencontrée que fort rarement, et enfin les déformations de la poitrine. Quant à ce dernier signe, le seul qui reste à l'emphysème, il en a été fait complète justice, et il est facile de montrer combien il est insignifiant. Les déformations sont : pour Laennec, la forme arrondie de la poitrine (on n'en parle plus aujourd'hui); pour M. Louis, des saillies en différents points de la poitrine, là où correspond un point emphysèmateux du poumon.

La première difficulté qui se présente dans l'examen de ces saillies, c'est l'existence des saillies physiologiques de la poitrine. Les poitrines parfaitement conformées sont excessivement rares et presque toujours, chez les hommes surtout, on rencontre des saillies ou des dépressions plus ou moins prononcées. M. Voillier, élève de M. Louis, qui traite cette question dans sa thèse inaugurale, constate ce fait qui ne peut échapper à l'observation même superficielle; en admettant la difficulté, il essaie de la trancher : « Les saillies de l'emphysème, dit-il, présentent à leur circonférence les symptômes de cette maladie. » Le résultat de cette étrange explication est, comme le fait remarquer M. Beau, que les emphysèmateux n'auraient pas de saillies physiologiques, car le plus souvent en effet l'emphysème est général, et il existe là où est la déformation comme il existe ailleurs; et comme d'autre part, de l'aveu même de M. Voillier, toute poitrine présente des déformations, comme la tête, les membres, etc., il en résulte nécessairement qu'on attribuera à l'emphysème un symptôme qui n'est aucunement lié à son existence. Ajoutons que ces signes accordés à l'emphysème sont essentiellement variables et fugaces, existent aujourd'hui, disparaissent le lendemain, la saillie sera donc tantôt pathologique, tantôt physiologique. Si ces saillies sont le résultat de l'emphysème, l'autopsie doit démontrer la relation entre la cause et l'effet. Les saillies existent-elles là où le poumon est emphysémateux? Les saillies existent plus souvent à gauche qu'à droite, dans le rapport de 15 : 7, et l'emphysème est presque constamment général. M. Louis, qui signale lui-même cette seconde difficulté ne peut la résoudre; mais nous en trouvons l'explication dans la thèse de son élève, qui, dans l'examen des saillies physiologiques, constate leur fréquence du côté gauche, et, comme ces saillies persistent alors que les râles viennent à se manifester dans toute la poitrine, il est tout naturel qu'on les retrouve toujours plus nombreuses à gauche.

M. Louis dit encore que les déformations antérieures de la poitrine sont très-fréquentes, ce qui coïncide avec la fréquence de l'emphysème au bord tranchant des poumons; c'est encore un rapprochement mal fondé, je crois, 1° parce que M. Louis ne s'est occupé que de déformations antérieures; 2° parce que, si M. Louis a vu plus souvent l'emphysème en avant qu'en arrière, cela tient, comme le dit encore M. Beau, à ce qu'il est moins visible dans les régions postérieures, là où les vésicules sont ordinairement gorgées de sang et de sérosité.

L'observation n'établit dans aucun rapport de causalité entre l'emphysème et les saillies thoraciques. Quant aux saillies sus-claviculaires, nous avons déjà dit ce que nous en pensions.

Après cette discussion, il m'est permis, je crois, de dire, qu'au point de vue symptomatique, l'altération vésiculaire sur laquelle on voudrait faire reposer tous les accidents de l'asthme, *n'existe pas*, et que, s'il y a une relation entre l'altération organique appelée emphysème et la maladie décrite sous le nom d'asthme, elle n'est point nécessaire, car si les asthmatiques meurent souvent avec les vésicules pulmonaires dilatées, rien en général n'autorise à l'admettre chez le malade vivant, pas plus que pendant la vie on n'apprécie la dilatation de l'estomac, que présentent les individus morts du cancer du pylore.

L'anatomie pathologique nous offre, elle aussi, quelques renseignements importants. Si ces symptômes, que nous avons démontrés ne pas appartenir à l'emphysème, lui appartenaient réellement, malgré nos raisonnements , on les retrouverait chaque fois que l'autopsie dénoterait l'état emphysèmateux du poumon : c'est ce qui n'a pas lieu. La dilatation des vésicules se trouve sur une foule de sujets qui sont morts de toute autre maladie que de l'asthme. Les enfants qui meurent du croup, de la coqueluche, ont les poumons emphysèmateux. Chez les enfants nouveaux-nés , vous trouvez souvent de l'emphysème, et vous n'avez aucun symptôme de l'asthme. Chez les cholériques, on l'a fréquemment rencontré; sur cinquante ouverts par M. Louis, vingt-cinq avaient les poumons emphysèmateux.

Tout prouve donc que l'emphysème du poumon ne peut être la cause prochaine de l'asthme, puisque, d'une part, il n'y a aucun rapport entre cet état organique et les symptômes que nous avons énumérés; que , d'autre part , il existe souvent sans qu'on puisse les observer.

Étiologie. Le développement de l'emphysème , considéré indépendamment de l'asthme catarrhal, est encore une difficulté bien grave pour ceux qui veulent en faire une maladie essentielle et primitive. Son étiologie, pour Laennec, était toute simple. C'est la présence dans les bronches d'un mucus visqueux qui s'oppose à la sortie de l'air, et détermine mécaniquement la dilatation des vésicules. A cette explication claire et naturelle qui subordonne l'emphysème au catarrhe, M. Louis substitue celle-

ci : « Il faut admettre, pour l'emphysème, au moins
» dans un très-grand nombre de cas, une force
» analogue à celle qui préside au développement
» des organes creux, et en vertu de laquelle ceux-
» ci s'élargissent sans qu'aucun obstacle ou cause
» mécanique puisse en rendre compte (p. 254,
» *loc. cit.*) » D'abord nous pourrions repousser,
comme peu concluante, une comparaison entre
deux ordres de choses qui ne peuvent se compa-
rer : un état morbide et un état physiologique. De
ce que des organes creux se développeraient phy-
siologiquement sans cause mécanique, ce ne serait pas une raison pour admettre que ces mêmes
organes puissent outre - passer leurs limites et
arriver par conséquent à l'état pathologique, sans
une raison matérielle. Mais quels sont donc ces
organes creux dont M. Louis veut parler? L'utérus, la vessie, le rectum, le cœur?... Ces organes
se développent sous l'influence toute mécanique
du corps qu'ils contiennent. Pour l'un, c'est le
fœtus; pour les autres, l'urine, les matières fœ-
cales, le sang, etc... Toujours au contraire le dé-
veoppement ou le retrait de ces organes seront
proportionnés à la quantité, au volume de ce
qu'ils contiennent. Cette explication de M. Louis
est tout-à-fait mauvaise ; je le dis, parce que notre
savant maître n'y attache pas une grande importance. Il dit, dans la même page : « En écartant
» l'explication de Laennec, il n'est pas possible

» de faire autrement, *on ne peut concevoir la di-*
» *latation des vésicules pulmonaires, mais qu'im-*
» *porte si d'ailleurs les faits qui précèdent sont*
» *exacts.* »

Nous croyons qu'il importe beaucoup au contraire d'examiner si une explication nouvelle est au moins vraisemblable, surtout quand elle est soutenue par l'autorité du nom de M. Louis, et que celle qu'on veut remplacer est simple, claire, et répond à toutes les objections. Il importe d'autant plus que les faits dont parle M. Louis (*Hist. de l'Emphys.*), bien qu'exacts, n'ont aucun rapport avec la théorie qu'il avance, et ne peuvent en rien appuyer les raisons qu'il donne contre l'opinion de Laennec.

Voici ces raisons :

« L'oppression n'est pas toujours précédée à
» beaucoup près de catarrhe pulmonaire, comme
» on l'a dit plus haut, et chez plusieurs sujets ce
» catarrhe ne venait qu'une ou plusieurs années
» après le début de *l'oppression.* » D'abord il ne faut pas toujours s'en rapporter au malade sur l'existence du catarrhe, la plupart ne veulent pas en avoir. Une femme à laquelle vous demandez si elle a un *catarrhe*, vous répondra indubitablement : Non. La plupart des hommes qui toussent attachent une certaine gravité au mot tousser, et, par une faiblesse bien déplacée, mais constante, ils ne veulent pas avouer qu'ils sont sujets à la

toux ; si vous les surprenez toussant, ils vous répondront qu'ils toussent comme tout le monde. Cette cause d'erreur est tout aussi importante à connaître qu'une autre, et Laennec a soin de le signaler (t. 1, p. 306, *loc. cit.*).

Si on s'informe avec soin, on constatera l'existence du catarrhe toutes les fois que *l'oppression asthmatique* existera. Je dis à dessein oppression asthmatique, parce que la phrase de M. Louis n'est pas très-claire; le mot oppression seul, comme il l'emploie, est vague et peut entraîner de la confusion. Oppression est là synonyme de dyspnée, et souvent elle peut exister sans catarrhe ; M. Andral fait la même confusion dans ses notes, à l'article emphysème de Laennec, quand il dit (p. 568 et 570) que souvent chez les enfants il y a de la dyspnée long-temps avant qu'ils ne toussent et qu'ils n'aient des accès. Ainsi faite, cette observation est vraie, mais elle n'infirme en rien les doctrines de Laennec, parce que cette dyspnée, que M. Andral a observée chez les enfants, et qu'on rencontre assez souvent, n'est point la dyspnée de l'asthme, et on ne trouve aucun des signes de cette maladie. Il n'y a pas de râle ; le bruit respiratoire, loin d'être diminué, est au contraire exagéré. Cette dyspnée des enfants tient quelquefois à la faiblesse, d'autre fois à la grande activité de la circulation. Si chez ces enfants ordinairement oppressés, un catarrhe sec (de Laennec)

vient à se développer, les deux dyspnées combi-
nées pourront alors donner de la gravité à la maladie, tel est le cas de sujets dont parle M. Louis,
chez lesquels le catarrhe pulmonaire ne venait
qu'une ou plusieurs années après le début de l'oppression. Si M. Louis avait pu examiner, ausculter et percuter ces individus avant leur catarrhe,
il se serait convaincu qu'ils ne présentaient aucun
des signes de l'emphysème. Cette anhélation indé-
pendante de l'affection qui nous occupe peut donc
la précéder d'un temps plus ou moins long sans
qu'on en puisse rien conclure.

Si Laennec dit que l'emphysème résulte du catarrhe, il ne s'ensuit pas, comme semble le croire
M. Louis, que le catarrhe doive le précéder de
beaucoup. A l'instant même où l'obstacle se forme,
la dilatation vésiculaire se développe, comme conséquence nécessaire de l'obstacle d'une part, et
de l'élasticité des parois des vésicules de l'autre.
Elle survient immédiatement après la production
du mucus, qui force l'air de s'accumuler dans les
vésicules, de la même manière qu'elle est déterminée artificiellement, à l'instant même où l'on
pratique l'insufflation forcée du poumon (Beau,
p. 385, *loc. cit.*). Ne cherchons donc pas l'existence antérieure d'un catarrhe : il suffit que vous
trouviez en même temps que l'emphysème, les
symptômes du catarrhe, pour comprendre,
d'après les idées de Laennec, la formation de cet

emphysème. La présence du catarrhe est-elle constante avec l'asthme? Sans aucun doute, si l'on veut bien réfléchir que certains signes appliqués à l'emphysème, tels que toux, râles, expectoration, appartiennent évidemment au catarrhe et sont présentés par M. Louis comme constants dans l'emphysème. Il ne peut y avoir le moindre doute à cet égard, et nous en concluons logiquement, avec Laennec, qu'il y a toujours un catarrhe pour expliquer la dilatation des vésicules, mais qu'il n'est pas nécessaire qu'il la précède de long-temps.

Assez fréquemment, dit M. Louis, « la dyspnée » paraît ne pas avoir augmenté d'une manière » appréciable, à la suite d'un catarrhe pulmo- » naire, aigu, intense. »

Laennec ne dit pas que la dilatation vésiculaire doit se montrer après le catarrhe, mais bien pendant, alors que le mucus obstrue les bronches et intercepte le passage de l'air. Cette dilatation est passagère, elle est liée au catarrhe, à la présence des mucosités; elle commence avec lui et finit avec lui. Par conséquent, il n'est pas du tout nécessaire pour la théorie de Laennec que la dyspnée soit augmentée à la suite du catarrhe aigu.

Si M. Louis a voulu dire qu'il est des catarrhes aigus, intenses, qui ne sont pas accompagnés de fortes dyspnées, nous serons de son avis; mais cela prouve simplement pour nous qu'il y a des

catarrhes qui ne gênent pas la respiration, qui ne
causent pas de dyspnée et ne produiront par conséquent pas d'emphysème. Ces catarrhes ne présentent plus les mêmes signes stéthoscopiques, on
ne trouve que quelques râles muqueux légers ; nous avons vu que telle était l'opinion de
M. Louis.

« Le maximum de l'emphysème a ordinaire-
» ment son siége au bord tranchant des poumons
» ou dans leur voisinage, tandis que le catarrhe
» pulmonaire, aigu, intense, a le sien en arrière
» et en bas. »

Nous avons répondu, à la première partie de
cette objection, en disant que, si l'emphysème
est plus souvent constaté au bord tranchant des
poumons qu'ailleurs, ce n'est point parce qu'il y
est plus fréquent, mais simplement parce qu'il
est plus facile de le constater là qu'en arrière, où
les vésicules sont, en général, obstruées par des
congestions sanguines ou séreuses.

Quant à la deuxième partie, nous y répondrons
en rappelant qu'il n'est pas d'auteurs qui n'aient
constaté le contraire : à savoir que le catarrhe est
presque toujours général, et s'apprécie en arrière
comme en avant, à la base comme au sommet des
poumons ; que les râles sous-crépitants et autres
que MM. Andral, Barthe, Roger, Andry, rapportent
au catarrhe, et non à l'emphysème, se rencontrent
en arrière comme en avant, avec cette différence,

toutefois, qu'il est plus sensible en arrière qu'en avant. Si **M.** Louis est d'un avis contraire aux autres autorités médicales, ce n'est point qu'il ait mal observé, car, dans les observations recueillies sous les yeux du professeur par **M.** Voilliez, on trouve que, de trois observations dans lesquelles le râle sous-crépitant est noté, ce râle est indiqué deux fois comme existant aussi bien à la partie antérieure qu'à la partie postérieure. Cette différence vient de ce que **M.** Louis, entraîné par ses observations cadavériques, à placer constamment en avant le siége de l'emphysème, a involontairement dépouillé les faits chimiques d'une partie de leur valeur. Il est arrivé à regarder le râle sous-crépitant, entendu à la partie postérieure du poumon, comme un signe de catarrhe, et le même râle, un peu plus faible, entendu à la partie antérieure, comme un signe de l'emphysème.

Cette distinction, tout arbitraire et sans preuves, ne peut évidemment pas être accueillie, surtout quand elle doit servir à prouver que le catarrhe ne peut être la cause de l'emphysème parce que le siége de ces deux maladies n'est pas le même.

Quel que soit le volume des vésicules dilatées, dit encore **M.** Louis, alors même qu'elles ont celui d'un noyau de cerise, on les trouve vides, sans mucus ni fausses membranes. Laennec n'a jamais pensé que les vésicules fussent dilatées par la pré-

sence du mucus dans leur intérieur même, cette objection n'en est pas une pour la théorie. Il dit : « Que l'obstacle (mucus) se trouve dans les bron-
» ches, et que l'air retenu dans les vésicules par
» cet obstacle, augmentant à chaque inspiration,
» finit par amener la dilatation des vésicules, aux-
» quelles se rend la branche oblitérée » (t. 1, p. 302).

Quant à la *dilatation des bronches*, elle est pour nous, tout aussi bien que celle des vésicules, le résultat d'un obstacle mécanique, et avant de s'appuyer sur elle, pour me démontrer que les vésicules peuvent se dilater par une force orga-nique spéciale qui est tout à fait insaisissable pour ma raison, il faudrait préalablement m'expliquer comment cette force agit pour dilater les bron-ches, de préférence au catarrhe, qui accompagne presque toujours cet état morbide, de préférence aux autres affections, comme la coqueluche ; qui entraînent une difficulté au passage de l'air, et dans le cours desquelles on rencontre souvent la dilatation des bronches (Blache, *Dict.* en 25 v., p. 30). Nous voyons donc que la plupart de ces objections sont mal appuyées ; que les autres n'at-taquent en rien la théorie de Laennec, et qu'il est impossible de comprendre l'emphysème comme maladie essentielle et primitive, sans l'interven-tion d'un catarrhe. Nous montrerons, plus tard, que, dans le traitement qu'on oppose à cette maladie, comme dans les causes qui lui donnent naissance, rien ne peut faire admettre l'hypothèse d'un emphysème; que les brouillards, les émotions morales peuvent aussi difficilement dilater des vésicules, que l'opium ou un vomissement les ramener subitement à leur état normal. Mais ce que nous avons dit de l'histoire symptomatologique suffit pour nous autoriser à affirmer que, jusqu'à présent, *la maladie emphysème n'existe pas.*

On a, je crois, approché et confondu deux choses essentiellement différentes : une maladie et une altération organique. Au commencement de ce travail j'ai montré qu'on avait confondu une maladie avec un symptôme, l'asthme avec la dyspnée, et qu'il en était résulté une obscurité profonde. Ici, la confusion est moins sérieuse pour la science, mais tout aussi dangereuse pour le malade, puisqu'elle éloigne l'esprit de la connaissance de la véritable nature du mal, qui est la source où nous puissions chercher de sages moyens de guérison.

Comme désordre organique, comme altération pathologique, l'emphysème du poumon existe, et personne ne veut le nier, il existe comme la dilatation de l'estomac, la dilatation de la vessie; on le rencontre dans l'asthme comme dans toutes les affections qui présentent un embarras profond de la respiration : le croup, la bronchitte capillaire, la coqueluche, etc., etc. Comme maladie, il n'existe pas, ou, du moins, il n'y a pas, jusqu'à présent, de symptômes connus et tranchés qui permettent de le distinguer des maladies qu'il complique. L'histoire de l'emphysème, tel qu'il est fait aujourd'hui, n'est autre chose que l'histoire de l'asthme, qu'on a prêtée à l'altération organique rencontrée le plus fréquemment dans cette maladie. C'est une vérité qui ressort des démonstrations précédentes.

J'ai montré, en effet :

1° Que l'asthme et l'emphysème ne sont, quant aux symptômes, qu'une seule et même maladie ;

2° Que l'emphysème ne suffit pas pour rendre compte des symptômes qu'on lui a attribués ;

3° Que l'emphysème, que rien ne trahit à nos yeux pendant la vie, n'est autre chose que l'effet naturel du catarrhe qui l'accompagne, et dont on a pris les symptômes pour les lui appliquer.

Il résulte de ces trois propositions démontrées, que, si l'asthme et l'emphysème sont une même maladie (Prop. 1ʳᵉ.); que si, d'autre part (Prop. 2ᵉ), l'emphysème est produit par un catarrhe bronchique, il faudra absolument admettre que l'asthme, dans la grande majorité des cas, n'est qu'une variété du catarrhe.

Cette manière de comprendre l'asthme indépendamment de l'emphysème, a tenté beaucoup d'auteurs, tant anciens que modernes. Gallien autrefois, M. Piorry de nos jours, ont essayé de faire jouer un rôle à la matière catarrhale, comme cause mécanique de la dyspnée, et cette explication, tout d'abord, a dû leur paraître aussi simple que naturelle; mais, dans la démonstration, ils ont rencontré une grave difficulté qui n'a jamais pu être résolue jusqu'à ces derniers temps, qui a sans cesse entouré l'histoire de l'asthme d'obscurité, d'hypothèses, de contradictions, qui a fait repousser cette explication naturelle, qui a forcé l'esprit des médecins à enfanter les théories les plus diverses, les plus subtiles et les moins satisfaisantes.

Dans le chapitre suivant, nous allons produire cette difficulté, et montrer comment elle a été levée.

CHAPITRE DEUXIÈME.

Démonstration de la nature catarrhale de l'asthme, par le fait du siége de l'affection catarrhale et des propriétés physiques des mucosités sécrétées dans les bronches.

Deux individus sont affectés de catarrhe. Chez tous deux les deux symptômes saillants de cette maladie, la toux et l'expectoration, sont identiquement les mêmes, et cependant il existe une grande différence dans l'état de ces deux malades. L'un, sur son lit, appuyé sur les coudes, est en proie à une dyspnée violente ; sa respiration est

bruyante et difficile, l'expiration surtout est
prolongée et pénible, sa figure, qui porte le caractère de l'anxiété, est pâle ou violacée, ses
lèvres bleuissent, la parole est impossible; l'asphyxie paraît imminente. L'autre, couché tran-
quillement, respire à son aise, et n'est troublé
que par des quintes de toux qui ne sont ni plus ni
moins fortes que celles du précédent. A quoi donc
peut tenir cette différence? Tel est le problème
qui a de tous temps arrêté les médecins, et dont
la recherche a toujours exercé leur esprit. Différentes causes ont été mises en avant pour rendre
compte de ces états différents.

Willis qui, le premier, a été frappé de ce fait,
a pensé que l'état de dyspnée dans lequel se trouve
l'un de ces malades, et qu'on appelle asthme, ne
pouvait s'expliquer que par l'hypothèse d'une
influence nerveuse, et il imagina qu'il était le résultat d'un spasme qui, en resserrant les bronches, empêchait le libre passage de l'air, et produisait tous les accidents.

Après Willis, on répéta la même idée, et pour
expliquer le spasme, on avança que c'était la matière catarrhale qui le provoquait; tandis que,
chez l'autre malade, dont le catarrhe n'entraîne
pas de dyspnée, on admit que la matière catarrhale ne produisait rien, par suite d'un défaut
d'irritabilité dans les bronches; et comme toute
autre cause que des crachats pourrait produire ce

spasme sur des bronches un peu irritables, on admit un asthme sans catarrhe, qu'on appela *asthme nerveux*, par opposition à celui beaucoup plus fréquent qui se trouve lié à un catarrhe, et auquel on donna alors le nom d'*asthme catarrhal*.

L'asthme nerveux fut donc créé pour les cas dans lesquelles le catarrhe n'était pas saillant, et surtout pour les individus dont les bronches étaient présentées comme très-irritables. Avec cette supposition on répondait à la plupart des difficultés. Ainsi, pour revenir aux deux individus dont je parlais tout à l'heure, l'un avait un catarrhe simple sans irritation sur les bronches, l'autre avait un catarrhe produisant le spasme des bronches, un asthme catarrhal.

Cette explication est simple, commode, mais, il faut l'avouer, peu satisfaisante; elle ne fait que reculer la difficulté, sans la détruire. Je demande pourquoi cet homme, dont le catarrhe ressemble à celui de son voisin, étouffe-t-il, tandis que l'autre est tranquille? Vous me répondez, c'est que, dans le premier cas, les crachats jouissent de la propriété de produire l'étouffement. Cette explication, toute mauvaise qu'elle est, fut adoptée faute d'autres par un grand nombre de médecins, pour essayer de faire comprendre la dyspnée chez les catarrheux. Un plus grand nombre encore, sans la repousser formellement, mais en sentant toute la faiblesse, en ont cherché une autre sinon meil-

_eure, du moins plus saisissable, et ils ont dit :
celui des deux malades qui étouffe a un catarrhe
avec emphysème, celui qui n'étouffe pas a un
catarrhe simple. Cette dernière opinion est em-
brassée et professée par le grand nombre de médecins qui se sont adonnés, d'une manière particulière, à l'étude de l'auscultation et de l'anatomie
pathologique.

Nous avons dit ce que nous pensions de l'emphysème, nous avons surabondamment prouvé
qu'il devait être considéré comme un des accidents
naturels de la maladie, mais qu'il n'en pouvait
être la cause.

Nous ajouterons que ces deux hypothèses nous
paraissent tout-à-fait inutiles, et que le catarrhe
seul suffit pour donner la clé de la difficulté que
ces hypothèses ne peuvent lever, et pour nous
expliquer enfin pourquoi l'un des deux catarrheux
a seul le triste partage de la dyspnée asthmatique. Il est naturel que les anciens aient laissé
échapper cette vérité, car le seul moyen de la
constater n'était point en leur pouvoir, et nous le
possédons : c'est l'auscultation. Aujourd'hui que
ce moyen d'investigation est si répandu, il nous
sera facile de faire partager nos croyances et de
préciser d'une manière nette la question de
l'asthme, et pour cela il suffit de consentir à étudier le catarrhe dans _son siége_ et dans _la nature
de l'expectoration_, comme nous allons le faire.

Cette idée, que nous allons développer, appartient à notre maître et ami, M. le docteur Beau, qui l'a exposée dans une série de mémoires (*Arch. de Méd.* 1840), avec un talent et une clarté qui m'aideront, j'espère, à convaincre mes lecteurs. Dans ce mémoire, M. Beau divise les râles en *râles vibrants et râles bullaires*. Les premiers consistent en une vibration plus ou moins prolongée qu'éprouve la colonne d'air, en franchissant un obstacle immobile placé dans un point des tubes bronchiques. Les autres proviennent de la rupture de bulles plus ou moins petites, que produit l'air en traversant un obstacle liquide placé dans les mêmes tubes. Cette division, reproduite par M. Raciborski, et soutenue par M. Piorry, est aujourd'hui généralement adoptée.

Les râles vibrants (sibilants, graves, ronflants, soufflants,) ont une existence éphémère. Il suffit d'un simple mouvement de toux ou d'une expectoration pour les faire disparaître ou leur imprimer uue forme différente de celle qui existait d'abord. Ces râles peuvent s'entendre aux deux temps de la respiration ou bien isolément, pendant l'inspiration ou l'expiration seulement, ce dernier cas étant le plus ordinaire. Ces râles seront plus ou moins aigus, suivant que le tuyau où se trouve l'obstacle sera plus ou moins étroit, et comme il y a beaucoup plus de petits tuyaux bronchiques que de gros, il n'est point étonnant que les râles aigus (sibilants) soient les plus communs de tous. Si les râles expiratoires sont plus nombreux que les autres, cela tient au retrait de la poitrine, pendant l'expiration, qui rétrécit naturellement les tuyaux bronchiques en les comprimant, et, en effet, là où le retrait a peu d'influence, dans les gros tuyaux bronchiques, la trachée, le larynx, les râles qui se forment, existent également aux deux temps.

Les râles bullaires sont formés par le déplacement de matières plus liquides que traverse l'air inspiré ou expiré. Ces matières, qui peuvent ainsi être déplacées par le passage de l'air, sont : le mucus peu consistant, le sang, le pus, etc., etc. Ces râles (gargouillements, râles muqueux, râles crépitants humides), peuvent disparaître plus ou moins après la toux et l'expectoration. Ils ne donnent pas à l'oreille la sensation de ruptures bullaires parfaitement égales, parce que les liquides déplacés varient en volume comme les tubes qu'ils obstruent ; aussi, comme les râles vibrants, et pour la même raison, ils se passent spécialement pendant l'expiration. Ceci bien établi, supposons que le catarrhe siége dans la trachée ou le larynx, il n'y aura pas d'obstacle au passage de l'air, parce que le tronc de l'arbre bronchique est assez large pour contenir de la matière catarrhale, sans que celle-ci fasse obstacle au passage de l'air ; il n'y aura donc pas dans ce cas obstruction, et

par suite pas de dyspnée. Supposons maintenant
que ce catarrhe ait son siége un peu plus bas, dans
des bronches plus étroites; n'est-il pas naturel de
croire qu'il sera bien facile à la matière catarrhale,
quelque petite que soit la quantité, d'obstruer ces
tuyaux et de porter ainsi à la respiration un obstacle mécanique, dont la dyspnée est la suite évidente et la traduction extérieure. Nous compren-
drons alors parfaitement la tranquilité de l'un
des catarrheux dont je parlais et l'oppression
de l'autre; c'est que l'un se trouve dans le premier cas, c'est-à-dire atteint d'un catarrhe des gros
tuyaux (trachée, larynx), et il ne peut étouffer; le
deuxième, à un catarrhe des petites bronches et
sa respiration est empêchée. »

Voilà ce que dit le simple bon sens; tout le
monde accordera cette proposition. Cette explication, dira-t-on, est très-possible; mais qu'est-ce
qui prouve qu'elle soit vraie, et que la présence
ou l'absence de la dyspnée dépende d'une simple
différence de siége du catarrhe? Ce qui le prouve,
je l'ai dit, c'est l'auscultation qui nous apprend
d'une manière positive le siége du catarrhe; et
voici, en effet, ce qu'elle nous montre : chez l'individu qui a un catarrhe du tronc bronchique,
chez lequel il n'y a pas par conséquent d'obstacle à
la respiration et chez lequel il ne peut pas y en
avoir, on ne trouve pas de râles; chez l'autre, au
contraire, qui a de la dyspnée, nous trouvons les

signes stethoscopiques de la présence du catarrhe dans les bronches plus étroites, des râles quand l'obstacle est incomplet ; si l'obstacle plus considérable bouche complètement le tuyau bronchique et que l'air ne puisse plus passer, alors la conséquence est toute naturelle, et l'auscultation nous montre qu'il y a absence du murmure respiratoire. Ces différences, fournies par l'auscultation, nous les avons toujours trouvées, suivant que les catarrheux étouffaient ou n'étouffaient pas. Ainsi nous voyons un malade qui tousse et expectore à remplir son crachoir, et qui pourtant n'éprouve pas la moindre dyspnée ; d'avance, nous annonçons qu'il n'y aura chez lui aucun râle, encore moins absence du bruit respiratoire, et qu'il est affecté simplement d'une trachéite ou d'une laryngite. Présente-t-il au contraire de la dyspnée? D'avance encore nous affirmons l'existence des râles, et quelquefois absence du bruit respiratoire dans une étendue qui est en rapport avec l'intensité de la dyspnée.

Il est bien entendu que dans tout ceci il n'y a rien d'absolu : une dyspnée légère pourra, par hasard, n'être accompagnée d'aucun râle appréciable ou bien l'être d'un râle très-faible ; mais, en thèse générale, on peut avancer comme une chose certaine, matériellement et journellement prouvée, que la dyspnée est en raison directe des râles et des absences de murmure respiratoire, ou des obstacles mécaniques dont ils sont l'expression ordinaire. Citons un exemple de chacun de ces deux états.

OBSERVATION Ire. — *Hospice de la Salpétrière.*

La nommée Lannier, âgée de soixante-dix ans, est entrée dans la salle Saint-Jean, au n° 24, le 16 février. Cette femme, qui jouissait habituellement d'une assez bonne santé, est affectée depuis cinq ans d'un catarrhe qui revient tous les ans en hiver, mais qui en été la laisse fort tranquille, quoiqu'elle tousse un peu pendant tout le cours de l'année.

Cet hiver, elle se trouve plus souffrante que les autres années. Depuis trois semaines, à la suite de l'ennui que lui a causé son entrée à la Salpétrière, et par suite du changement de nourriture, elle est tombée dans un état de langueur, pendant lequel son catarrhe a considérablement augmenté ; l'appétit a d'abord disparu, la bouche est devenue amère, la soif assez vive, et le matin elle a eu quelques nausées en se levant. Les selles sont devenues rares ; elle a aussi éprouvé quelques étourdissements et quelques bruits dans les oreilles. Le catarrhe a présenté une forme très-aiguë ; les quintes de toux sont devenues très-fréquentes et très-longues, suivies d'une expectoration difficile, revenant à différents moments du jour et de la nuit, mais plus particulièrement le matin à son réveil ; depuis quelques jours, elle a eu un peu de fièvre de temps en temps le soir, caractérisée par du froid et de la chaleur après.

Le 17, à la visite, nous trouvons cette femme avec un peu de fièvre, et tous les signes d'un embarras gastrique ; le crachoir, rempli de matières pituiteuses liquides, fit de suite prévoir que la malade avait eu pendant la nuit des quintes de toux violentes ; et comme elle n'avait point éprouvé de dyspnée notable, il fut conclu que le catarrhe avait son siége dans la trachée, et que, malgré l'intensité de la toux, on ne trouverait ancun râle dans la poitrine. En effet, l'oreille appliquée sur la poitrine, on entend partout et très-bien le murmure respiratoire, qui n'a éprouvé aucune altération. La percussion donne partout ce son clair qu'on retrouve presque toujours en frappant la poitrine amaigrie des vieillards. Les autres fonctions ne présentant rien d'important à noter, on donne à la malade de l'eau gommeuse, un gramme d'ipécacuanha et du bouillon.

Le 18, le vomitif, donné la veille en vue de l'embarras gastrique, a produit des selles et des vomissements abondants, et en même temps a déterminé des quintes qui furent suivies le soir, non plus d'une expectoration de matières liquides, mais de crachats solides et larges, adhérents aux parois du vase avec une ténacité extrême. La fièvre disparut de suite avec l'embarras gastrique.

Le catarrhe fut traité par des tisanes émollientes et des potions expectorantes : il fut amendé au bout de quinze jours. Depuis le 21, la malade mangeait sa portion, et le 3 mars, le catarrhe, sans être complètement guéri, avait repris sa forme bénigne habituelle, et permis à cette femme de retourner dans son dortoir.

II° OBSERVATION. — La deuxième observation ressemble trait pour trait à la première, avec cette différence qu'ici le catarrhe siége dans les petites bronches, et que nous aurons de l'asthme.

Salle Saint-Nicolas, *n°* 6. Mariette, âgée de quatre-vingt-un ans, a toujours joui d'une bonne santé, sauf un catarrhe qu'elle a depuis six ans, avec des accès d'asthme assez fréquents, dont l'intensité augmente avec celle du catarrhe et qui, jusqu'à présent, ne l'avait jamais obligée d'entrer à l'infirmerie. L'étouffement, comme le catarrhe, est peu gênant en été, mais plus considérable pendant l'hiver, et souvent, dans cette saison, oblige la malade à s'asseoir sur son lit pour respirer. Ses accès n'ont rien de régulier : ils arrivaient à différentes heures, la réveillant plus ou moins souvent, suivant qu'elle crachait plus ou moins. Le plus souvent elle passait très-bien la nuit, et n'était réveillée un peu oppressée que le matin ; elle était prise alors d'une quinte de toux qui dégageait, dit-elle, sa poitrine pour toute la journée.

Quelques palpitations passagères, quelques accès de fièvre rares et très-légers, sont les seuls autres troubles qu'elle se rappelle avoir éprouvés. Cette année elle est plus malade qu'elle ne l'a jamais été. Depuis quatre mois, elle souffre et se plaint d'un malaise général ; l'appétit a disparu, et les forces se sont épuisées faute d'alimentation suffisante; la bouche pâteuse, a pris depuis un mois un goût d'amertume prononcée, les selles sont rares. Le catarrhe a augmenté considérablement. Les quintes de toux sont de plus en plus longues et fréquentes ; l'étouffement plus violent aussi depuis quelque temps, l'oblige de passer des nuits entières sur son séant.

Le 15, étant de garde, je fus appelé près de cette malade, que je trouvai presqu'asphyxiée. La figure était froide et violacée, le pouls petit, la respiration très-précipitée et accompagnée d'un sifflement caractéristique qui m'indiqua de suite que j'avais affaire à un accès d'asthme des plus intenses. J'appliquai mon oreille sur la poitrine, et j'entendis dans tous les points où je pus la placer des râles vibrants de toutes sortes, excepté vers la partie inférieure du poumon gauche, où l'on n'entendait rien, ni râle, ni bruit respiratoire. On me dit alors que, depuis deux heures, cette malade étouffait, avait des quintes de toux très-violentes qui n'étaient suivies que d'une expectoration tout-à-fait liquide. Je fis conduire cette malade à l'infirmerie pour essayer par tous les moyens possibles de dissiper cette dyspnée, que mes observations antérieures m'avaient appris être le résultat mécanique de la présence des crachats dans les bronches; mais à mon arrivée près d'elle, une quinte de toux plus forte que les autres, déterminée probablement par les secousses imprimées à la malade pour la porter et la coucher, avait été suivie de l'expectoration de cinq à six crachats larges comme une pièce d'un sou, collant au vase et très-consistants. La malade, plus tranquille, étouffait cependant encore; mais les symptômes alarmants avaient disparu, aussi les râles que je trouvais alors, au lieu d'être secs et sonores, étaient-ils humides et indiquaient que l'air pouvait, en brisant l'obstacle, arriver jusqu'aux vésicules, et dans tous les points des poumons. Pendant la nuit elle continua à tousser et à expectorer; et le lendemain à la visite, le crachoir, rempli de crachats solides et d'un liquide écumeux, annonça une dyspnée modérée et par conséquent des râles à bulles assez grosses, ce que je trouvais en effet en auscultant de nouveau la malade. Un émétique fut donné contre l'embarras gastrique; et pour le catarrhe, des boissons émollientes, des pastilles et des potions expectorantes furent prescrites tous les jours; peu à peu l'étouffement disparut et avec lui les râles qui l'accompagnaient, et à deux reprises nous pûmes les voir reparaître avec deux nouveaux accès de dyspnée dont fut reprise la malade pendant son séjour à l'infirmerie.

Le 12 mars, elle était très-bien, et demanda à retourner dans son dortoir.

Ces deux observations sont le type d'une innombrable quantité d'autres que je pourrais rapporter, et dont la répétition serait au moins inutile pour démontrer la proposition que nous avons émise. Eh bien ! dans ces deux exemples, le catarrhe ne suffit-il pas pour nous rendre compte de la différence qui existe entre ces deux malades, pourvu que nous consentions, comme je le disais plus haut, à l'étudier dans son siége ? Et cette différence de siége que l'auscultation démontre d'une manière positive, n'explique-t-elle pas très-bien, à elle seule, pourquoi l'un de nos malades étouffait, tandis que l'autre était fort tranquille ? Alors, pourquoi recourir à l'hypothèse d'un spasme bronchique que rien ne prouve, ou bien d'un emphysème qui existe quelquefois, mais qu'il est également inutile d'invoquer pour expliquer la dyspnée de notre deuxième malade, et qui est bien loin de suffire, comme nous le disions, pour rendre compte des différents accidents que cette malade, comme tous les asthmatiques, a présentés à l'observation ?

En pénétrant dans les détails de ces observations, nous voyons que si le siége du catarrhe a une grande influence sur la dyspnée, il faut aussi tenir compte de la matière expectorée, qui, chez un malade, varie dans ses propriétés physiques en même temps que la dyspnée éprouve des modifications.

M. Beau, dans le travail que nous avons cité, divise les produits de l'expectoration en trois espèces : séreux, muqueux fluides, muqueux denses.

La première, crachats séreux formant une masse liquide transparente (ce sont les crachats pituiteux de Laennec), peut être seule ou unie aux crachats *denses*. Les signes physiques qui l'accompagnent sont des râles *vibrants;* une respiration nulle, faible ou normale, expectoration difficile.

La deuxième espèce, muqueux simples, inuco-purulents, purulents, sanguinolents, sanguins, de consistance assez variable, pouvant se réunir entr'eux, et former une masse homogène, ils sont abondants, mais moins que dans la première espèce. Plus épais, ces crachats présentent des masses tremblottantes, isolées, et ne sont jamais mélangés avec l'une ou l'autre des deux espèces. Signes extérieurs : toux grasse, expectoration facile, râles bullaires.

Troisième espèce. Les muqueux denses sont moins abondants, 4 ou 5 dans les 24 heures et fixés à l'endroit du vase où ils ont été jetés.

Agités, ils ne présentent pas la moindre oscilla-
tion. Ils sont uniquement composés de mucus et
ressemblent à de la corne fondue. Ils sont quelquefois unis à ceux de la première espèce. Toux
sèche, expectoration difficile, râles vibrants s'il y
en a.

Ces différentes manières d'être de l'expectoration
ont une grande influence sur la dyspnée, et leur
examen pourra permettre de dire à l'avance ce
qui se passe dans les poumons. Le crachoir est-il
rempli, comme on le voit dans le cours de ces
deux observations, de matière liquide ressemblant
à de l'eau gommeuse (première espèce), vous pouvez
annoncer qu'il y a eu de violentes quintes de toux,
sans soulagement pour celui des deux malades
qui étouffe ; car la toux et cette matière liquide
sont les deux moyens que la nature emploie,
toujours de concert, pour débarrasser les bronches
de l'obstacle qui gêne la respiration : effort de la
nature qui peut être comparé à ce qui se passe
quand un corps étranger irrite la conjonctive, et
qu'on voit en même temps les larmes couler en
abondance et les paupières s'agiter vivement.
Cette sécrétion liquide finit, en effet, par détacher
les crachats qu'une nouvelle quinte de toux rejette
au dehors.

Cette expectoration liquide s'est rencontrée chez
nos deux malades, celle qui a un catarrhe du
tronc bronchique comme celle qui en a un des

petites bronches. Elle indique chez toutes deux la présence d'une matière irritante sur les bronches; elle se rencontre chez tous les catarrheux dont les crachats se détachent difficilement de la muqueuse de la trachée ou des bronches, et toutes les fois qu'un corps étranger viendra irriter la muqueuse des voies respiratoires. On en a un exemple frappant dans ce qui se passe lorsqu'un liquide passe dans le larynx pendant la déglutition. « Aussitôt que la muqueuse du larynx est stimulée, la glotte se resserre par un mouvement spasmodique, il y a besoin de tousser et, comme chez notre malade, la toux est sèche, quinteuse, et suivie de temps en temps de la sortie d'un liquide transparent.... la toux et la sécrétion séreuse ne s'arrêtent que lorsqu'il ne reste plus la moindre sensation du contact irritant déterminé sur la membrane laryngée. »

« Pareille chose s'observe aussi dans les fosses nasales quand elles subissent le contact d'une poussière irritante. Les éternuements, qui sont provoqués à cette occasion, sont, comme la toux, des mouvements expiratoires et expulsifs, mais en même temps la pituitaire secrète un fluide filant, transparent, qui est lancé au dehors à chaque éternuement, et qui agit simultanément pour débarrasser la muqueuse nasale de la poussière qui l'irrite. La réunion de ces deux agents d'expulsion est si intime, qu'il est impossible de voir un éternuement sans excrétion de liquide séreux » (Beau, p 414, *loc. cit.*). Chez les catarrheux, cette excrétion séreuse qui provient, comme chez les autres, des glandes sous-muqueuses du larynx de la trachée, et qui ne peut donner lieu à des râles, à cause de son siége, doit être regardée comme un effort de la nature pour aider à l'expulsion d'une matière irritant les bronches. Si cette matière, trop dense pour être facilement expulsée, se trouve dans les petites bronches, alors, cette expectoration liquide doit être accompagnée d'une dyspnée violente, c'est ce que nous voyons dans la deuxième observation, parce que dans ce cas, l'obstacle au passage de l'air est presque complet, et vous pourrez à l'avance annoncer l'existence de râles vibrants, ou bien l'absence du bruit respiratoire dans une étendue en rapport avec l'intensité de la dyspnée.

Chez l'autre malade (première observation), dont la trachée, siége du mal, ne peut pas être obstruée par le mucus, quelle que soit sa densité, et chez lequel il ne peut pas par conséquent y avoir de dyspnée, l'expectoration annoncera comme chez le sujet de l'observation deuxième, le besoin de cracher, mais rien de plus.

Si donc, en arrivant au lit d'un homme atteint d'un catarrhe, vous trouvez une expectoration séreuse, pituiteuse, gommeuse, etc., elle vous indiquera un vif besoin d'expectoration. S'il y a de la dyspnée, vous pouvez annoncer l'existence du catarrhe des petites bronches, et les râles vibrants que vous entendrez alors, vous fourniront la preuve que votre diagnostic était juste.

Si la matière séreuse expectorée est mousseuse, c'est qu'alors l'air peut la traverser pour arriver jusqu'aux bronches; l'asthmatique doit éprouver une dyspnée moindre que dans le cas précédent, et on pourra prédire, comme il fut fait pour la malade de l'observation première, qu'on trouvera non plus des râles vibrants, mais des râles bullaires.

Lorsque les crachats rendus sont denses, ils produisent toujours un mieux sensible, quand à la dyspnée; quelquefois l'expectoration d'un seul crachat suffit pour amener ce changement, ce que répugnent d'admettre des médecins qui ont étudié l'asthme avec soin. Le fait est vrai, disent-ils, mais comment supposer qu'un seul crachat puisse produire une amélioration si grande et si prompte, quand d'autres fois une expectoration très-abondante n'entraîne qu'un mieux modéré. Cela est cependant très-naturel, et encore une fois, dépend tout simplement de la place qu'occupait ce corps étranger. Placez-le dans un endroit convenable, à l'embranchement de quelques rameaux bronchiques, et il va produire un étouffement qui sera en rapport avec le nombre des rameaux obstrués, ce qui fait comprendre le soulagement que son émission produira; tandis que le rejet d'une vingtaine de crachats, dans des circonstances de siége et de consistance moins favorables à l'obstruction, amènera un mieux peu sensible.

Quelquefois le mieux se manifestera après une quinte de toux sans expectoration aucune. Pourquoi? Parce que la matière catarrhale a changé de place, et que son seul déplacement, sans qu'il soit besoin de son expulsion, peut débarrasser les bronches obstruées, et faire disparaître en partie la dyspnée. Dans tout ceci nous avons encore l'appui de l'auscultation, en ce que la toux et l'expectoration à la suite desquelles la dyspnée a disparu, font aussi disparaître les râles qui l'accompagnaient, et si une expectoration quelque abondante qu'elle soit, n'est pas suivie d'une amélioration dans la dyspnée, les râles persistent et indiquent que l'obstruction est la même. En effet, le travail d'expulsion (la toux et l'expectoration séreuse) recommence jusqu'à ce qu'une nouvelle quantité de matière solide soit rejetée. Il n'est personne qui, en auscultant un asthmatique, n'ait entendu les râles disparaître tout à coup après un accès de toux. Enfin il est une troisième circonstance qui fait varier la dyspnée et les râles qui l'accompagnent, c'est le changement dans la consistance des crachats; ce que nous avons dit du rôle que joue la densité du mueus dans la production de la dyspnée , nous annonce ce qui doit arriver quelquefois ; en effet, par le seul fait d'une modification dans la matière catarrhale, sans qu'il n'y ait, ni toux , ni expectoration , la dyspnée diminue , et finit par cesser complètement. Est-ce une supposition ? Non vraiment, les faits sont là pour en prouver la réalité, et l'auscultation nous en démontrera encore la vérité. Que se passe-t-il en effet dans beaucoup d'accès d'asthme , à la fin de l'accès ? La sécrétion bronchique ramollit peu à peu les crachats les plus denses , le malade alors éprouve du soulagement, et si vous l'auscultez, la transformation des râles vibrants en râles bullaires vous annoncera le changement qui s'est opéré : si le malade tousse, vous entendez que sa toux est devenue grasse ; s'il expectore, les crachats sont ramollis.

Le changement de consistance des crachats n'est pas produit seulement par la sérosité bronchique ; il arrive aussi quelquefois que leur propriété physique vient à changer sous d'autres influences. Les crachats, par exemple, peuvent devenir purulents, alors la dyspnée diminue comme dans le cas précédent, et des individus qui étouffaient depuis des années , cessent tout à coup d'étouffer, uniquement parce que la sécrétion des bronches , jusqu'alors muqueuse dense , devient purulente. J'ai vu une femme entr'autres, oppressée depuis long-temps, être prise tout-à-coup de cette maladie grave décrite sous le nom de catarrhe purulent, phthisie catarrhale. Avec la présence du pus dans les crachats, la dyspnée cessa presque complètement; quand elle fut guérie, les crachats reprirent leur densité primitive, en perdant leur forme purulente, et l'oppression reparut.

OBSERVATION IIIe.— *Hospice de la Salpétrière, salle Saint-Denis, numéro* 11. Lelièvre Marie, âgée de 75 ans, atteinte depuis 6 ans d'un catarrhe qui lui occasionnait de violents accès de dyspnée, mais sans altérer sa santé générale. Depuis 5 mois *la dyspnée a disparu*, mais sa santé s'est profondément altérée : elle a maigri, sa face a pris une teinte terreuse prononcée. En même temps elle perdit l'appétit, éprouva de l'amertume à la bouche, un peu de diarrhée, du frisson dans la journée, sans chaleur ni sueurs, pas de crachats sanguins. La consomption dont elle porte les marques au plus haut point, n'est point la cause directe de son entrée à l'infirmerie. Une constipation opiniâtre a succédé à la [diarrhée et s'accompagne de troubles gastriques intenses, le ventre est ballonné, la langue sale, l'haleine fétide, pas de fièvre. Les quintes de toux sont peu intenses et toujours suivies avec facilité d'une grande quantité de crachats excessivement purulents ;

quelques-uns, moins consistants que les autres, ont le caractère du pus presque pur. La résonnance de la poitrine est bonne partout, peu ou pas de dyspnée, quelques bulles disséminées dans la poitrine. Aucun signe de tubercules autre que la purulence des crachats. Après avoir traité l'état gastro-intestinal de cette malade, on s'occupa de son catarrhe qni s'était du reste déjà amendé sous l'influence de l'amélioration de l'état gastrique. On lui fit prendre des amers, des vins généreux pour soutenir l'appétit et réveiller les forces.

Le 27 avril, 15 jours après son entrée, l'expectoration avait beaucoup diminué sans entraîner de dyspnée; en même temps, la purulence des crachats était beaucoup moins sensible : après une rechute, elle sortit le 3 juin, n'ayant plus qu'un léger catarrhe sans pus dans les produits de l'expectoration.

Le 7 juillet, son catarrhe redevient très-violent, les crachats ne présentèrent plus de pus, et cet accès fut accompagné d'une violente dyspnée qu'expliquait très-bien la forme nouvelle de l'expectoration. Cette crise dura quatre jours. Depuis je n'ai pas revu la malade. Nous voyons par cette observation que le pus a joué le même rôle que la sécrétion bronchique. La matière catarrhale, ramollie par la présence du pus comme par celle de la sérosité, devient perméable à l'air, et le changement des râles vibrants en râles bullaires vient attester à notre oreille que cet obstacle est maintenant franchi. Ainsi donc l'expectoration, le déplacement et le changement de consistance des mucosités sont les trois phénomènes sous l'influence desquels on voit la dyspnée se modifier dans le cours d'un catarrhe des petites bronches (d'un asthme), conjointement avec les râles qui changent aussi de nature et d'intensité. Dans un seul accès d'asthme, il est quelquefois permis d'étudier toutes ces variétés, toutes ces phases du catarrhe, et de se faire une idée bien nette et bien claire de cette maladie.

Devant cette précision dans les faits, cette constante harmonie entre le catarrhe et la dyspnée, c'est-à-dire, entre la cause et l'effet, doit-on rester dans le doute et chercher dans un emphysème ou un spasme une explication obscure et inutile? Essayez en effet, avec ces hypothèses, de comprendre tous ces changements que nous avons indiqués : la disparition subite de la dyspnée observée par tout le monde après l'expectoration de quelques crachats, l'influence des modifications éprouvées par la matière catarrhale, etc., etc.

Les causes qui produisent en général les accès d'asthme sont encore autant de preuves que nous pourrions rapporter en notre faveur. La dyspnée asthmatique est si bien le résultat des mucosités qui obstruent les bronches que toutes les causes, autres qu'un rhume ou un refroidissement qui pourront activer la sécrétion des bronches, pourront aussi produire des accès d'asthme, de même qu'une cause irritante appliquée sur la membrane pituitaire, détermine un accès de coryza : éternuement, enchiffrènement et sécrétion séreuse. Telle est la cause de la dyspnée chez le malade dont M. Royer-Collard a entretenu l'Académie. Ce malade avait éprouvé une violente oppression après avoir fumé le nargilhé (on sait qu'on fait pénétrer la fumée du tabac dans les poumons). N'est-il pas plus raisonnable de croire à un travail sécrétoire abondant, dont le produit a dû nécessairement porter obstacle au passage de l'air et causer la dyspnée, que de supposer un emphysème tout à fait incompréhensible ? Si le malade avait été examiné, on eût certainement trouvé des râles, de la toux, de l'expectoration, les signes, en un mot, de cette obstruction mécanique. Il y eut, pendant mon séjour à la Salpétrière, un cas semblable de dyspnée temporaire, sous l'influence d'une cause différente, qui présenta tous ces signes. Une jeune fille, atteinte d'une variole et d'une bronchite légère à laquelle on avait jusqu'alors fait peu d'attention, fut prise tout à coup, au milieu de la nuit, d'une dyspnée très-violente. L'interne de garde, M. Cordier, qui fut de suite appelé, recherche avec soin quelle pouvait être la cause de cet étouffement tout-à-fait inattendu, et il apprit que, pendant toute la soirée, la malade, en proie à une soif vive, avait bu une grande quantité d'eau froide. Il examina la poitrine et trouva partout des râles sonores, ronflants. La malade eut des quintes de toux assez violentes, suivies d'expectoration, et le mieux ne tarda pas à se manifester.

Si, dans ces deux cas, les médecins modernes expliquent l'étouffement par l'emphysème, nous n'y voyons, nous, qu'un simple catarrhe des voies inférieures de l'arbre bronchique avec son résultat inévitable, la dyspnée, et, dans ces deux faits, si les causes, au lieu d'augmenter la sécrétion dans les petites bronches, avaient agi plus haut, ces deux individus en auraient été quittes pour un enrouement ou un rhume peu gênant, et sans la moindre apparence de dyspnée. Tous les jours on s'enrhume sans avoir de dyspnée, et les médecins, qui s'enrhument comme les autres, prétendent avoir une *bronchite*. C'est une erreur, ils ont une trachéite ou une laryngite, et s'ils se font ausculter dans ce moment, l'absence de râles leur dira pourquoi ils n'étouffent pas. Il est une forme de catarrhe aigu, dont le siége est plus propre à produire l'étouffement. C'est la véritable bronchite (on y a ajouté depuis quelque temps le mot capillaire). Eh bien ! dans ces cas, où la dyspnée se manifeste en effet, chacun sait qu'il y a des râles vibrants ou bullaires ; mais dans ces cas, on n'invoque ni l'emphysème ni le spasme, et l'on admet que c'est la matière catarrhale qui cause l'étouffement; pourquoi ne pas l'admettre pour le catarrhe chronique? La fièvre seule établit une différence entre ces deux états. Suffit-elle pour autoriser une semblable contradiction dans la manière d'expliquer le même phénomène?

Enfin il y a une affection qui a un grand rapport, avons-nous dit, avec l'asthme, c'est le coryza; nous avons montré l'analogie qui existe entre les symptômes de ces deux maladies; nous devons ajouter que le coryza peut aussi contribuer à nous éclairer sur la nature de l'asthme par le rôle qu'il joue dans la marche de cette affection. En effet, la grande majorité des individus atteints d'asthme sont aussi sujets au coryza, et presque toujours leurs accès commencent par un catarrhe de la membrane pituitaire; puis ensuite, suivant l'expression populaire, le rhume tombe sur la poitrine, c'est-à-dire qu'il gagne la trachée; il se propage ensuite aux petites bronches, et le malade étouffe.

En opposition à ces preuves si puissantes en faveur de l'opinion que nous soutenons, quelles sont donc les objections formulées jusqu'à ce jour?

1° D'abord, *s'il est des malades qui, après leurs accès, sont en parfait état de santé, il en est d'autres qui, dans l'intervalle de ces crises, éprouvent continuellement de la dyspnée pendant toute l'année.* Si l'on interroge ces malades, on verra qu'ils sont continuellement enrhumés, qu'ils toussent, crachent au moins le matin ; si on les ausculte, on trouvera des râles en rapport avec la dyspnée; la présence de ces râles prouve que cette dyspnée, comme celle qui existe pendant l'accès, est le fait du catarrhe qui n'est pas totalement guéri. En outre, quand l'affection asthmatique se prolonge, il se joint, comme nous l'avons dit, à la dyspnée de l'asthme, la dyspnée résultat d'une nouvelle maladie du poumon ou du cœur, qui complique la première.

2° *Si les crachats causent la dyspnée à cause de leur adhérence aux bronches, pourquoi, dans la pneumonie où ils sont très-visqueux et adhérents, ne provoquent-ils pas la dyspnée?* Cela tient, comme nous l'avons dit, à ce que les auteurs qui ont décrit les crachats pneumoniques, comme visqueux et adhérents, l'ont fait d'une manière absolue et non pas en regard des crachats de l'asthme qui le sont à un bien plus haut degré. Les crachats pneumoniques sont en effet toujours muqueux fluides, qu'ils soient purement muqueux, au début de l'affection, qu'ils soient plus tard, muco-sanguins, muco-purulents.

3° *Les chevaux poussifs dont l'état présente une grande analogie avec celui des asthmatiques, sont emphysémateux...* Les chevaux poussifs sont emphysémateux à l'amphithéâtre, et nous l'avons déjà dit, nous ne nions pas que l'asthme produise

l'emphysème, mais de leur vivant ils ont un catarrhe : tous les chevaux qui sont poussifs, ont
commencé par tousser avant d'avoir le vent court.
Si, chez ces animaux, la dyspnée était le résultat
d'une dilatation des vésicules ou d'une rupture
de ces vésicules, il n'y aurait pas de soulagement
à leur porter, et chacun sait qu'en réglant l'hy-
giène du cheval, en lui donnant une nourriture
sèche et peu fermentescible, on arrête les progrès
du mal.

Ces trois objections n'ont donc aucune valeur
contre les arguments nombreux que nous avons
fournis pour montrer que le catarrhe est la cause
directe de l'asthme, dont il explique tous les
symptômes.

En résumant ce chapitre, nous pouvons dire
que le catarrhe rend compte de tous les phénomènes observés chez les asthmatiques. Que, s'il
permet de comprendre comme avec l'emphysème,
la sonorité exagérée de la poitrine, il explique
tous les autres symptômes que cet emphysème ne
pourrait justifier, il explique surtout la difficulté
essentielle que nous nous étions proposé de résoudre dans ce chapitre : comment de deux individus qui ont tous deux un catarrhe, l'un étouffe
tandis que l'autre est tranquille. Nous avons
montré que le catarrhe, étudié dans son [siége et
dans la nature de ses produits, nous donnait la
clé de ces difficultés, nous expliquait les varia-

tions dans la dyspnée, l'irrégularité, la subite invasion des accès, le retour des accès pendant la saison froide et humide, tous faits constants que le catarrhe seul permet de comprendre.

Avant de passer à un autre sujet, il faut ici juger entièrement la question de l'emphysème, afin de n'y plus revenir. Si en effet le catarrhe est la raison de tous les phénomènes de l'asthme et la seule explication possible de tous les accidents qu'il présente, que reste-t-il donc pour l'emphysème dont nous n'avons pas nié l'existence et qui est même le résultat nécessaire de l'obstacle à la respiration ?

Nous en admettrons deux espèces ainsi produites :

1° Une simple dilatation des vésicules qui ne peut durer que pendant l'accès, et qu'on retrouve après la mort, si le malade meurt pendant cet accès. On apprécie son existence pendant la vie par la sonorité plus grande de la poitrine et son amplitude qu'on peut facilement reconnaître en mesurant circulairement le thorax avec un fil pendant et après un accès d'asthme un peu fort.

2° Un emphysème persistant formé par l'épanchement d'air dans le tissu cellulaire des poumons et sous les plèvres, se rencontrant dans plusieurs maladies dont il est le résultat, mais dont aucun signe bien positif ne permet de le distinguer.

CHAPITRE TROISIÈME.

Le catarrhe, ainsi étudié dans son siége et dans son produit, éclaircit l'histoire de l'asthme sec ou nerveux aussi bien que celle de l'asthme humide ou catarrhal. L'hypothèse du spasme des bronches n'est pas plus utile que l'intervention de l'emphysème.

J'ai montré dans le chapitre précédent comment le catarrhe convenablement étudié suffisait pour expliquer la dyspnée intermittente et les autres accidents de l'asthme, sans qu'il soit besoin de recourir à l'hypothèse d'un emphysème que rien ne justifie, que rien ne commande.

Ces mêmes raisons que nous avons produites et qui font de l'asthme une affection si simple et si claire, nous dispensent également de recourir au spasme, à l'hypothèse nerveuse, ce voile mystérieux dont on recouvre toutes les questions obscures ou litigieuses et qui nous sert à masquer l'empirisme de nos agents thérapeutiques.

Retirer une affection du groupe des névroses c'est rendre un service aux malades, et aux médecins qui préfèrent toujours avoir affaire à un catarrhe qu'à un spasme bronchique. C'est cette idée qui poussa Laennec à substituer l'emphysème aux asthmes nerveux, c'est elle qui nous engage à exposer l'histoire de l'asthme telle que nous la comprenons.

S'il est facile de rapporter au catarrhe la plupart des observations d'emphysème, il l'est encore bien plus d'y rattacher tous les cas d'asthmes nerveux qu'on trouve dans les auteurs. C'est ici surtout qu'il importe de bien se rappeler la définition de l'asthme, telle que l'a donnée Cullen et telle qu'elle doit être conservée, afin de repousser toutes les dyspnées qui ne seraient point liées à un asthme, par exemple les dyspnées produites par l'hystérie, le spasme de la glotte, les maladies du cœur, la paralysie des muscles de la respiration, etc., etc. C'est ainsi que l'on crée en effet des asthmes nerveux ; on observe une dyspnée nerveuse ; on lui donne le nom d'asthme, et on conclut à l'existence d'asthme nerveux. C'est ainsi que M. C. J. B. Williams admet, comme explication de l'asthme, la paralysie des nerfs qui se rendent au poumon. Ce sont des erreurs qu'il sera facile de ne pas commettre si l'on veut bien se souvenir que l'asthme est une difficulté de respirer *qui revient par intervalle, qui est accompagnée d'une respiration stertoreuse avec sifflement. Vers la fin de l'accès, la toux est aisée, il y a une expectoration de mucus souvent abondante* (Cullen t. 11e, p. 373, trad. par Bosquillon).

Laennec était peu partisan de l'asthme nerveux, il n'aimait pas le vague de cette affection, et c'était pour en diminuer le nombre qu'il avait adopté l'emphysème. Comme d'ailleurs son esprit observateur ne lui permettait pas d'expliquer par l'emphysème certains accès d'asthme, et qu'il ne savait comment s'en rendre compte autrement, il jugea bon de conserver dans son livre une place à l'asthme nerveux auquel il consacra une vingtaine de pages moins par conviction que par nécessité ; en effet, pour expliquer sa théorie sur la formation du bruit respiratoire, Laennec avait besoin du spasme non seulement des bronches, mais aussi des vésicules pulmonaires, et il admit pour cette cause l'asthme nerveux. Nous ne suivrons pas l'auteur dans la discussion qu'il soulève pour soutenir la possibilité du spasme vésiculaire et bronchique, nous serions entraîné beaucoup trop loin de notre sujet, et lors même qu'on admettrait cette contraction vésiculaire, il n'en résulterait pas que l'asthme doive être le fait d'un spasme.

Laennec ne s'en tient pas à cette raison, en faveur de l'asthme nerveux, il s'appuie sur d'autres arguments donnés avant et depuis lui par tous les auteurs qui ont traité de l'asthme, Willis, Cullen, Floyer, Robert Brée, Lefebvre.

Ces assertions qui sont reproduites sous différentes formes, manquent toutes de précision et sont très-faciles à repousser. Je choisirai les plus importantes et celles qui ont été formulées de la manière la plus intelligible. Il me serait difficile par exemple de discuter avec Floyer sur la *raréfaction des esprits animaux, qui, étant causée par une effervescence des humeurs, produit les accès périodiques de l'asthme venteux et de l'asthme nerveux hystérique.*

Examinons ces différentes assertions d'abord, et ensuite les faits sur lesquels elles ont été appuyées.

La raison principale, et qui préoccupe les auteurs d'une manière particulière est celle-ci :

1° *Comment ne pas admettre des asthmes nerveux, quand on voit tous les jours chez des asthmatiques les accès de dyspnée survenir sous l'influence des causes morales les plus variées ?* C'est très-vrai. Mais tous les jours, chez une hystérique, vous voyez tout-à-coup se produire une tympanite. L'influence nerveuse est évidente, et cependant il n'est jamais arrivé à personne de regarder le ballonnement du ventre comme un phénomène nerveux et de ne pas y voir une simple dilatation mécanique produite par la présence du gaz. Tous les jours une impression morale vive détermine des évacuations bilieuses, et nous ne voyons pas là une affection nerveuse.

Les causes morales augmentent la sécrétion des bronches, comme elles augmentent celle de l'intestin, des reins, du foie, des glandes lacrymales, comme elles produisent du gaz dans la tympanite; ces causes pourront produire des accès d'asthmes, mais indirectement, en bouchant les tuyaux bronchiques par une sécrétion plus abondante de mucosité, et elles n'entrainent en aucune façon la

nécessité d'un asthme nerveux, d'un asthme avec spasme bronchique. Gardons-nous bien de confondre la cause d'une maladie avec sa nature ; la leucorrhée, affection catarrhale de l'utérus, deviendra-t-elle une maladie nerveuse parce qu'elle pourra être modifiée par des causes nerveuses? Cette confusion est facile, et nos plus grands maîtres l'ont faite, lors même qu'ils étaient prévenus. Laennec, par exemple, connaissait très-bien l'influence nerveuse sur le catarrhe; il dit (page 393, t. ii) : « On ne peut s'empêcher de reconnaître
» que le catarrhe, affection organique, est sous
» l'influence directe de l'affection nerveuse, car
» il acquiert plus d'intensité toutes les fois que,
» par suite d'une émotion vive, le trouble de
» l'influence nerveuse augmente. »

Pourquoi donner alors comme cause des spasmes bronchiques, l'intervention nerveuse dont il reconnaît la toute-puissance sur le catarrhe lui-même? Il ne semble point utile d'insister sur un fait si simple et cependant, je le répète, c'est la raison principale pour laquelle on réclame le maintien de l'asthme nerveux. Mais je crois que ces réflexions suffisent pour qu'on s'entende bien, et par conséquent pour qu'il n'y ait pas de discussion possible.

2° *La succession des accès d'asthmes et des affections nerveuses est encore une raison invoquée pour établir l'existence des asthmes nerveux.* Il s'agit de

s'entendre sur la signification du mot affection nerveuse, et il suffit pour cela de voir les maladies
indiquées par les auteurs comme succédant à
l'asthme, ou le précédant, si, comme Laennec
(page 390, t. ɪɪ), Cullen (p. 374. t. 1), vous appelez
affection nerveuse, la goutte, oui cette succession
est commune; certaines affections de l'estomac
dont la nature nerveuse est loin d'être constatée,
oui, je le crois encore; mais si vous entendez par
là l'hystérie, l'épilepsie, le spasme de la glotte,
cette succession est au contraire fort rare et on
ne la rencontre qu'exceptionnellement. On peut
rencontrer des femmes hystériques, atteintes
d'asthmes, comme de toute autre maladie. J'en
ai vu une à la Salpétrière : une jeune fille née de
père asthmatique et asthmatique elle-même (voir
l'observation 5ᵉ); mais ce n'est pas habituel. Les
maladies auxquelles l'asthme succède le plus ordinairement, sont la gravelle, la goutte, le catarrhe
pulmonaire simple, la pituite des anciens (dyspepsie pituiteuse), le coryza, les cicatrisations de
vieux ulcères, la guérison des exzéma chroniques, toutes maladies qu'il est bien difficile de ran-
ger dans les névroses et qui permettent de comprendre beaucoup mieux une hypersécrétion des bronches qu'un spasme. Il y a une telle communauté entre toutes ces maladies qu'il est rare qu'un individu qui est pris de l'asthme après l'âge de 40
ans, n'ait pas eu d'abord à souffrir de l'une de ces

affections, ou bien ne soit né de parents graveleux ou goutteux, etc. Ce sera, au contraire, chose fort rare que de voir des individus atteints d'affections nerveuses (hystérie, épilepsie, etc.), donner naissance à des enfants asthmatiques.

Quant aux affections spasmodiques des muscles de la vie intérieure, dont parle Bonnet, comme pouvant alterner avec l'asthme nerveux, nous dirons avec M. Beau (*Arc.*, octobre 1840, p. 141) qu'on est loin d'être fixé sur ce qu'il entend par les affections spasmodiques des muscles de la vie intérieure, dont il parle seul au milieu de tous les auteurs qui ont écrit sur l'asthme et dont il ne cite aucun passage.

5° *L'intermittence irrégulière de la maladie, la promptitude avec laquelle elle paraît, et celle par fois avec laquelle elle disparaît.*

L'intermittence et la promptitude d'invasion des accès qui s'expliquent par l'hypothèse nerveuse, parce que l'hypothèse nerveuse explique tout, peut tout aussi bien se comprendre par le fait du catarrhe. Les flux en général et spécialement ceux de nature catarrhale, présentent en effet bien souvent la forme intermittente. Nous en voyons des exemples dans la leucorrhée, que le plus léger écart de régime, la moindre fatigue rappelle avec une force extrême, et de la manière la plus subite, souvent même sans qu'il soit possible de saisir la cause; non seulement la variation a lieu dans la quantité de la matière, mais aussi dans sa couleur, sa consistance qui changent chaque jour, sans cause apparente. Il est facile de comprendre comment un asthmatique va tout-à-coup étouffer si l'on veut bien songer à la rapidité avec laquelle le mucus bronchique peut être sécrété, à la consistance plus ou moins grande qu'il peut avoir, enfin au déplacement que peut tout-à-coup subir un crachat. Quant à la disparition, elle se comprend facilement par les mêmes raisons que nous avons indiquées : le déplacement, l'expectoration, le changement de consistance. D'autant que la disparition de la dyspnée se fait plus lentement, et comme le dit M. Lefèvre lui-même, la rapidité de la cessation n'est que par fois égale à celle de l'invasion.

4° Enfin, une des raisons que donne M. Lefèvre, est celle-ci : *La suppression de l'expectoration pendant les accès, la forme des crachats à la fin de ces accès.* D'après les détails que nous avons donnés en exposant le rôle que joue la matière bronchique dans la production de la dyspnée, il nous suffit de citer cette première raison, la suppression de l'expectoration pendant les accès, pour montrer que, loin d'être une objection, elle est la conséquence naturelle de notre explication. D'après nous, en effet, c'est précisément parce qu'il n'y a pas d'expectoration que le malade étouffe ; s'il expectorait, il serait parfaitement

tranquille. Quant à la seconde raison, elle ne
prouve rien en faveur de l'hypothèse nerveuse.
D'après M. Lefèvre, les crachats formés d'un mucus
noir, épais, seraient de forme cylindrique et
ressembleraient à du vermicelle cuit. Je ferai
d'abord remarquer que les crachats n'ont pas
toujours cette forme. M. Lefèvre est asthmatique,
et comme tous les médecins malades, il a décrit sa
maladie, son asthme, ses crachats; Floyer, qui était
aussi asthmatique, dit que les crachats à la fin de
l'accès sont blancs, jaunes, verdâtres, rayés de matières noires, comme une plume ou une toile
d'araignée, ce qui ne ressemble guère à du vermicelle cuit (Floyer, *Traité de l'Asthme*, p. 14 et 15).
Quoi qu'il en soit, voici les conclusions que M. Lefèvre se croit en droit de tirer de la forme de ces
matières muqueuses. « Ne prouvent-elles pas que
l'action expulsive des fibres musculaires des
bronches, empêchée par le spasme qui s'est emparé
d'elles, en a déterminé la stase dans les dernières
ramifications bronchiques, et que là, soumises à une
pression musculaire, elles se sont épaissies et ont
pris la forme des canaux qui les contiennent? La
forme de ces petits cylindres de mucus ne peut
jamais être considérable, parce que, partout où il
y a apparence de points cartilagineux, le resserrement bronchique ne pouvant être complet, l'expulsion du mucus peut encore se faire. »

« Il y a dans cet essai de démonstration des

choses impossibles à admettre. D'abord on ne comprend pas que l'action expulsive des dernières ramifications (dans la supposition où elles seraient contractiles), fût empêchée par le spasme. Tous les réservoirs, quand ils sont affectés de spasme, c'est-à-dire quand ils resserrent, expulsent violemment les matières qu'ils contiennent ; et par la même raison, le spasme des dernières ramifications bronchiques devrait activer l'expulsion du mucus au lieu de le retenir ; surtout, si comme le dit M. Lefèvre, au-dessus des petites ramifications, le resserrement des tubes cartilagineux n'est pas complet, et ne doit dès-lors opposer aucun obstacle à la progression des matières *soumises à une pression musculaire qui s'exerce de bas en haut.* On peut ensuite contester à M. Lefèvre cet autre fait : que le resserrement des tubes cartilagineux ne pouvant être complet, l'expulsion du mucus peut encore se faire. Si cela était, le malade rendrait, pendant la durée de l'accès, des matières muqueuses provenant de ces tubes, mais nous savons et M. Lefèvre nous a lui-même répété que l'expectoration du mucus n'arrive jamais qu'à la fin du paroxisme. » (Beau, *loc. cit.*)

Les raisons qui portent l'auteur à admettre la nature nerveuse de l'asthme sont peu fondées comme on le voit ; j'ajoute qu'il y a des motifs graves pour faire rejeter cette explication comme défectueuse. Si l'on peut, avec l'hypothèse du spasme, expliquer les râles vibrants de l'asthme, il est de toute impossibilité de comprendre, par le seul fait du rétrécissement des bronches, l'existence des râles bullaires (muqueux sous-crépitants), de comprendre pourquoi les râles expiratoires sont plus fréquents et plus intenses que ceux de l'inspiration. S'il est facile à l'esprit le plus sévère de voir comment une matière dense, adhérente à la muqueuse, peut, au moment de la dilatation de la poitrine, laisser pénétrer l'air dans les vésicules, puis au moment de l'effort expirateur et du retour du poumon sur lui-même, se redresser comme une soupape, empêcher la sortie de l'air, prolonger l'expiration et donner naissance à des râles, il est impossible à l'imagination la plus complaisante de saisir pourquoi un spasme permettra plus facilement l'entrée que la sortie de l'air.

Comment expliquer la suppression partielle du murmure vésiculaire, la présence des râles bullaires d'un côté, des râles vibrants de l'autre, et cela quelquefois pendant toute la durée de l'accès? Quelle que soit l'explication qu'on en veuille donner, elle sera toujours obscure. Avec une variation dans le siége, dans la quantité ou dans la densité de la matière catarrhale, la difficulté n'existe plus pour personne.

L'invasion d'un accès d'asthme ressemble-t-elle à l'invasion des crises nerveuses, du spasme de la glotte, des crampes, des accès de l'hystérie? En aucune façon. Ces dernières arrivent instantanément et sans que les malades les prévoient; la plupart des asthmatiques au contraire sont prévenus des retours de leurs accès, 3, 6, 12 heures avant qu'ils ne se manifestent, les uns par un sentiment de plénitude dans la région épigastrique accompagné de nausées, de flatuosités, etc., etc., (Floyer, p. 6), les autres, par un malaise général, du frisson, du coryza, etc. Dans le cas où l'accès arrive par suite d'une brusque suppression de la transpiration, le patient commence à être gêné de la respiration, et c'est peu à peu que la dyspnée se développe et arrive à son apogée..... Les crises nerveuses, au contraire, dès leur début, acquièrent ·leur summum d'intensité. Si les accès d'asthme nocturnes paraissent plus instantanés que ceux qui arrivent le jour, cela tient à ce que le malade dort quand la dyspnée commence, et il continue à sommeiller jusqu'à ce que la dyspnée le réveille par son intensité.

Toute la valeur de notre argumentation repose sur la co-existence du catarrhe, avec cette dyspnée si caractéristique, à laquelle on a donné le nom d'asthme nerveux. Cette co-existence est constante, ou du moins je n'ai pas encore trouvé parmi les nombreux malades que j'ai examinés un seul *asthmatique* qui ne présentât tous les signes du catarrhe. J'ai consulté les auteurs, et j'ai toujours, dans chaque observation, retrouvé le catarrhe. En parlant de l'emphysème (notre asthme), nous avons montré qu'il est toujours accompagné du catarrhe. Telle est aussi l'opinion de Laennec, de MM. Andral, Louis, etc.; telle est l'opinion des hommes qui sont les plus partisans de la doctrine nerveuse que nous combattons. En première ligne, il faut citer Cullen, dont tout le monde connaît la prédilection pour les affections nerveuses. Pour lui, le catarrhe est tellement inhérent à l'asthme qu'il le signale dans la définition qu'il nous en donne : « Vers la fin de l'accès, la toux est aisée, et il y a une expectoration de mucus souvent abondante. »

Willis admet le spasme des bronches, mais à la condition que, dans la grande majorité des cas, le catarrhe sera la cause déterminante du spasme; pour les autres cas, s'il eût connu l'auscultation, il eût également admis un catarrhe. Robert Brée, qui n'était pas plus avancé que Willis sous ce rapport, dit : « Les cas d'asthmes, assez clairement spasmodiques pour être indépendants d'un épanchement muqueux, doivent avoir été fort rares; car ils ne sont point distingués comme une espèce particulière, ou jamais séparés clairement de la description générale.

Pour Floyer (8 et 14), les asthmes humides comme les asthmes nerveux sont accompagnés d'expectoration, tantôt *de matière crue*, tantôt de

phlegmes visqueux, tantôt de mucus noir. Asthmatique lui-même, il crachait beaucoup et il appelle
sa maladie un asthme humide, par opposition à
d'autres asthmes qu'il avait moins bien observés
que le sien, dans lesquels il n'y aurait pas d'expectoration. Cependant les malades toussent, et il
prétend (p. 48) : « Que les nerfs contractés spas-
modiquement resserrent les vaisseaux sanguins,
et les bronches qui à leur tour emprisonnent
les *humeurs*, ce qui cause de la dyspnée. »

M. Lefèvre, comme Robert Brée, comme Floyer,
est asthmatique; comme eux, il constate chez lui la
présence du catarrhe et il dit (page 16) : « Tant que
l'expectoration des mucosités épaisses vermi-
formes, ne s'établissait pas, je voyais la nuit
s'avancer avec peine, car elle m'annonçait le retour
de mes souffrances. »

Laennec qui a découvert l'auscultation, admet
des asthmes essentiellement nerveux, il en cite
deux cas. Nous ne parlerons pas du premier,
il fallait que Laennec eût bien peu de faits à sa
connaissance pour rapporter celui-là, il s'agit
d'un hypocondriaque *dont on lui a parlé*, qui
n'était peut-être pas asthmatique et chez lequel
le grand air détermina coup sur coup deux accès
de dyspnée dont nous ne connaissons pas la
nature.

La 2ᵉ Observation concerne un malade que
voyait Laennec; nous la citerons tout entière afin

qu'on puisse juger si elle peut être admise comme un cas d'asthme nerveux.

IVe Observation. — M. le comte de H**, âgé de 82 ans, homme d'une constitution robuste et encore doué d'une vigueur peu commune chez un homme de 60 ans, est sujet, depuis sa première jeunesse, à des attaques d'asthmes, et a *habituellement* la respiration un peu courte depuis l'âge de 50 ans; il *tousse habituellement un peu* et *expectore* au matin une *matière pituiteuse*, mêlée par moment de quelques *crachats jaunes*. Les attaques d'asthme ont toujours eté très-rares chez lui; mais elles n'ont jamais manqué d'avoir lieu quand quelqu'un vient à fermer par hasard la porte de la chambre où il couche, ou quand la lampe qui y brûle toute la nuit vient à s'éteindre; dès que l'un ou l'autre accident arrive, il se réveille avec une oppression suffocante, et au bout de quelques minutes il perd connaissance. J'ai exploré sa poitrine, je n'y ai trouvé d'autres signes que *ceux d'un léger catarrhe pituiteux ;* le bruit respiratoire médiocre, comme il doit l'être chez l'adulte, n'est mêlé que dans quelques points peu étendus d'un léger ronchus sébilant ou muqueux. Lorsque l'accident que je viens de décrire arrive, on le fait cesser en ouvrant la porte, rallumant les lumières, et portant le malade au grand air; mais il conserve encore de l'oppression pendant quelques heures. »

Ne nous arrêtons point aux causes mystérieuses de l'accès, constatons seulement que le malade avait un catarrhe, qu'il toussait et crachait habituellement depuis 30 ans, probablement depuis qu'il était habituellement oppressé; que Laennec, qui l'a examiné au moment de son oppression habituelle, a trouvé la raison de cette oppression modérée dans les signes d'un léger catarrhe. S'il l'avait examiné pendant l'accès, il aurait probablement trouvé les signes d'un catarrhe plus intense.

N'est-il pas plus naturel de croire que ces dyspnées intermittentes, dont parle Laennec, étaient le résultat de l'exacerbation du catarrhe qu'il a constaté, que de les placer sous une influence nerveuse que rien ne justifie ? Les signes que Laennec a notés dans cette circonstance, sont précisément ceux que nous avons annoncés devoir se rencontrer toujours dans les dyspnées modérées : quelques légers ronchus sibilants, muqueux, signes, comme le dit bien Laennec, d'un léger catarrhe. Je suppose maintenant que, sous l'influence d'un irritant quelconque sur les bronches, par exemple, la fumée chargée de suie et de matières empyreumatiques d'une lampe qui s'éteint, le catarrhe augmente tout-à-coup, alors la dyspnée arrivera à son maximum d'intensité, vous aurez un accès tel que le présente le malade de Laennec, si vous auscultez, vous aurez

non plus les signes d'un léger catarrhe, mais ceux
que nous avons montrés exister lorsque la maladie est plus intense.

J'ai vu, dans mon service à la Salpétrière, une
jeune fille qui présentait, mieux encore que le
malade de Laennec, l'apparence d'un asthme
essentiellement nerveux.

Ve Observation. — Cette jeune fille était en effet
d'un tempérament éminemment nerveux. Depuis
deux ans ses règles étaient à la fois moins abondantes et plus pâles. Elle se plaignait de mi-
graines, de maux d'estomac, de palpitations légères
et d'une dyspnée intermittente de durée très-
variable. Quand nous l'avons examinée pour la
première fois, nous l'avons trouvée absolument
dans les mêmes conditions que le malade dont
nous venons de donner l'observations; comme
dans ce cas, nous n'avons trouvé que quelques
râles épars et fugaces qui disparurent complètement le soir, pendant que je l'auscultais. En négligeant, comme Laennec, les signes du catarrhe,
je serais plus en droit de voir là un asthme
nerveux. Mais le lendemain, après une promenade
sous les arbres, elle fut prise d'une dyspnée violente pendant laquelle j'ai pu l'examiner. J'ai
trouvé alors, non plus les signes d'un catarrhe
léger, mais ceux d'un catarrhe très-intense, des
râles vibrants dans toute la poitrine qui dispa-

rurent au bout de quelques heures. L'auscultation nous démontre clairement la nature de cette dyspnée ; de plus cette jeune fille nous apprit qu'elle toussait et crachait habituellement, depuis trois ans, et qu'au moindre froid, elle contractait des rhumes violents.

Une autre remarque importante à tirer de l'histoire de cette malade, et que j'ai consignée dans son observation, c'est que, outre ses accès d'asthme, elle était sujette aussi, depuis deux ans, à des accès de dyspnée hystérique qu'on distinguait toujours facilement des précédentes et par leur forme et par l'absence complète des râles, quelle que soit l'intensité de la dyspnée. Du reste, la malade elle-même, quand elle étouffait, appréciait très-bien la différence entre ces deux sortes d'oppression.

Je regrette beaucoup que la science moderne qui s'est peu occupée de l'asthme, ne puisse me fournir des observations d'asthme nerveux. Nous retrouverions dans toutes, les signes stéhescopiques du catarrhe ; nous aurions le grand avantage de ne pas citer notre propre observation et de trouver nos preuves chez les autres.

Sur les huit observations citées dans l'ouvrage de M. Lefèvre, deux sont les observations de Laennec, dont nous avons parlé ; une, appartenant à M. Blaud, est trop concise pour avoir de l'importance ; celle de Strach est une dyspnée mal

déterminée; les autres indiquent la présence du catarrhe, entre autres l'histoire de la maladie de l'auteur que nous avons déjà signalée, et celle de M., l'un de ses amis, dans laquelle il est difficile de ne pas admettre l'influence du catarrhe. Quelques passages de cette observation le prouvent amplement, mieux encore que toute discussion : « La
» fièvre s'allume, j'éprouve de la céphalalgie,
» une toux sèche et fatigante se déclare, et je n'ai
» de soulagement à espérer que quand l'expecto-
» ration s'établit et se fait avec facilité ; alors
» tous les symptômes fâcheux disparaissent et
» peu-à-peu le calme revient.... Contraints par un
» vent du nord-est très-froid, nous restâmes
» longtemps avant de pouvoir gagner les côtes de
» France; j'eus beaucoup à souffrir de l'abaisse-
» ment de la température, et je fus pris d'une
» bronchite fort intense qui me tint 22 jours dans
» un état de douleur difficile à décrire. Pendant
» la durée de ce temps, il me fut impossible de
» reposer une seule minute dans mon lit; exténué
» de fatigue, je fus forcé néanmoins d'être cons-
» tamment levé et appuyé sur mes coudes.......
» Je suis averti de la cessation prochaine du
» paroxisme, par une excrétion abondante d'urine
» et par une expectoration qui me soulage beau
» coup. »

M. Lefèvre donne cependant l'observation qui

renferme ces extraits comme un type d'asthme nerveux.

Faut-il admettre, avec **M. Dumont** (thèse 1845), qu'il y a des asthmes nerveux, parce que Bontius cite un jeune homme qui avait des accès d'asthme à chaque quartier de lune, et une femme que l'odeur d'une lessive rendit asthmatique ? parce qu'un autre médecin a vu une cataracte succéder à un asthme intermittent ? parce qu'une dame avait un accès dans la journée toutes les fois qu'elle allait à l'église le matin ? Tous ces faits bizarres ne prouvent rien, quant à la nature de l'asthme. Le seul moyen de juger la question consiste, comme nous l'avons dit dans l'auscultation, et nous avons montré quelles étaient les lumières qu'elle nous fournissait.

Devons-nous, d'après ces faits et ces raisons, conclure que le spasme des bronches, l'asthme nerveux est impossible ? Je le crois. Je le crois impossible, parce qu'il est difficile d'admettre que la couche musculaire des petites bronches ait la puissance de produire cette convulsion terrible, et parce que les démonstrations que j'ai données me paraissent concluantes. Je dis : je crois, sans affirmer, parce que la médecine est une science de probabilité et non une science exacte. Je repousse l'asthme nerveux comme fait, parce que je n'ai jamais trouvé d'asthme sans catarrhe, sans râles, pendant l'accès ; je le repousse comme explication, parce qu'il est insuffisant pour rendre compte des phénomènes observés, parce qu'il est inutile, puisque le catarrhe me donne raison de la série de symptômes constituant l'histoire de l'asthme, m'en facilite la conception et me montre la marche à suivre pour diriger le traitement et assurer la guérison.

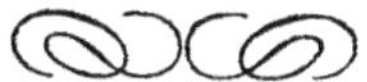

DEUXIÈME PARTIE.

HISTOIRE DE L'ASTHME.

CHAPITRE PREMIER.

Ses différentes variétés, ses causes, symptômes, complications, etc., etc.

Ma tâche est maintenant bien facile, car l'histoire de l'asthme tout entière se trouve écrite dans la première partie ; il ne me reste plus qu'à exposer les corollaires des propositions que je me suis attaché à démontrer, aussi soigneusement que possible, parce que toute la question de l'asthme est là, et non point dans une exposition détaillée de symptômes et une reproduction d'observations nombreuses. Un tel travail n'ajouterait rien à ce que nous savons déjà, et ne vaudrait probablement pas l'excellente monographie de Robert

Brée, à laquelle il n'y aurait qu'à joindre les connaissances que nous fournit l'auscultation.

Nous devons donc nous tenir à la discussion que nous venons de terminer et montrer le bénéfice que nous devons en attendre pour bien traiter la maladie qui en a fait le sujet.

L'examen des différentes méthodes curatives de l'asthme, a besoin cependant d'être précédé de quelques considérations sur les variétés, les formes et certaines complications de cette maladie. Elles sont la clef de la thérapeutique que nous allons proposer; sans elles nous agirions au hasard, sans but, et par conséquent sans espoir de succès. Il est donc indispensable que j'en dise quelques mots et que j'insiste sur les particularités émises par ceux qui ont traité de l'asthme jusqu'à ce jour.

§ 1er. DES DIFFÉRENTES VARIÉTÉS D'ASTHME.

Nous ne voulons pas reproduire toutes les variétés que les auteurs ont imaginées, ce serait chose inutile, et tout-à-fait en dehors du but que nous nous sommes proposé, d'autant que le nom seul de la plupart de ces asthmes indique que ce ne sont pas des asthmes tels qu'il faut les comprendre avec Cullen, Robert Brée, M. Lefèvre, etc. Ainsi, *l'asthme thymique* du docteur Kopp, est une suffocation produite par une hypertrophie du thymus. *L'asthme hystérique* de Floyer, dans la plupart des cas, est une dyspnée hystérique.

L'asthme de Millars, l'asthme aigu, ces deux maladies que M. Guersent appelle faux croup, sont la même maladie que l'angine striduleuse, et n'ont aucun rapport avec l'asthme, si ce n'est la dyspnée. Mais cette toux comparée à l'aboiement du chien, cette voix rauque et bizarre, la fièvre qui l'accompagne, le défaut de râles la séparent complètement de notre asthme ; l'asthme est spécial à l'adulte, le faux croup ne se voit guère que chez les enfants.

Les trois variétés d'asthme, que nous croyons utile d'établir, sont basées non point sur la forme de la maladie qui toujours est la même, sauf quelques modifications légères dans la nature des crachats, la fréquence des accès et leur durée, etc., mais sur la constitution du malade, sur l'origine de la maladie, sur certaines complications qui peuvent lui donner une marche spéciale. Ces trois variétés, nettement formulées, indiqueront au médecin sous quelle influence la maladie a pris naissance, dans quel sens il doit diriger la cure radicale, mais dans chaque variété les accès peuvent être déterminés par une foule de causes qu'il sera bon au médecin de connaître pour être guidé dans le traitement de l'accès ; ces causes ne peuvent servir à créer différentes variétés, car elles peuvent toutes se présenter chez le même individu dans la production des accès ; et un asthmatique malade depuis 50 ans aurait à chaque accès, avec cette méthode, une maladie nouvelle. Les auteurs n'ont pas assez distingué entre la cause de la maladie et la cause des accès, la première seule pouvant servir à différencier les variétés d'asthmes, la seconde ne devant servir qu'à diriger le traitement des accès.

C'est ainsi qu'ils ont fait :

L'asthme exanthématique produit par la répercussion de la galle ou de l'eczéma.

L'asthme pléthorique (Cullen), produit par la suppression d'une évacuation habituelle de sang (règles, hémorroïdes.) Ces suppressions sont la cause de l'accès qui les a suivies et non pas des accès antérieurs, ils ne peuvent donc pas servir à spécifier la maladie elle-même.

Les variétés de cette sorte seraient aussi nombreuses que les causes ; pour les accès dont on ne pourrait pas apprécier la cause prochaine, il faudrait créer une espèce spéciale, comme le fit Cullen, sous le nom *d'asthme spontané.* Nous admettons trois variétés dans l'asthme.

1° *L'asthme humide ou cachectique.* Cette variété est reconnue par tous les auteurs, sous des noms différents. C'est l'asthme catarrhal de Willis, de Floyer, Laennec, etc. C'est la première espèce de Robert Brée, qu'il appelle asthme humide, occasionné par l'épanchement du sérum dans les bronches.

Cette variété d'asthme nous présente le type des maladies que les anciens, d'après les idées de Thémisson, rapportaient à une laxité des tissus. Le mot de *pléthore* séreuse semblerait plus propre aujourd'hui à donner une juste idée de la constitution des individus, sujets à cette variété de l'asthme. Ils sont en général replets sans être gras. Leurs chairs sont molles et la peau se détache facilement des muscles qu'elle recouvre. Les paupières inférieures sont grandes, mobiles, souvent adémateuses. Chez ces asthmatiques l'accès est souvent précédé de trouble de ventre (flatuosités, éructations, etc.), la toux est presque toujours grasse, l'expectoration fluide pendant l'accès; ce sont ceux dont l'expectoration très-abondante à la fin de l'accès se compose de crachats blancs, jaunes ou verdâtres, comme le voulait Floyer. Les asthmes de cette classe sont les plus graves. Ce sont ceux-là qui se compliquent d'œdème du poumon, d'épanchement pleurétique qui enlèvent le malade en quelques jours, d'hydropisie générale qui amène la mort tout aussi sûrement, si le malade n'est pas soigné à temps.

2° *Asthme sec.* Cette variété comprend les asthmes nerveux de Willis, Laennec, etc., une partie des asthmes venteux de Floyer, beaucoup des catarrhes secs de Laennec, les asthmes par

acrimonie de l'air de Robert Brée (2ᵉ espèce),
l'asthme de M. Lefèvre.

Cette variété est caractérisée symptomati-
quement par la disproportion qui existe entre
l'intensité de la dyspnée et la petite quantité des
crachats. Ceux-ci sont ordinairements très-denses,
très-visqueux, plats, ronds, alongés; jaunes ou
verdâtres, souvent striés de noir, de la valeur d'une
petite noisette ; leur émission est presque toujours
précédée d'une expectoration liquide abondante;
la toux est souvent sèche, quinteuse, l'expectoration très-difficile. Les malades de cette classe ont
une constitution goutteuse, graveleuse ou rhuma-
tismale, acquise ou transmise ; leur tempérament
est l'opposé de celui des malades de la 1ʳᵉ classe.

Il y a entre l'asthme, la gravelle et la goutte, un
tel rapport qu'il suffit d'appeler l'attention sur ce
fait, pour en faire saisir la vérité, et comprendre
l'importance. De tous temps, les médecins ont
constaté cette coïncidence fréquente de l'asthme
et de la goutte ; de tout temps aussi, on a dit que
la goutte et la gravelle avaient de grands rapports
de parenté entre eux ; de ces rapprochements je
pourrai logiquement conclure l'analogie de la
gravelle et de certains asthmes, mais les faits
sont là, pour prouver mieux que le raisonnement.

Appelé par ma position à fréquenter beaucoup
de graveleux, j'ai de suite été frappé de la co-existence fréquente de ces deux maladies, mais

surtout de la communauté héréditaire qui existe entre elles deux. Presque tous les graveleux ont des parents ou graveleux ou asthmatiques et réciproquement. Je connais un médecin pour lequel les faits sont tellement fréquents qu'il en fait une loi générale. **M.** Rayer, je crois, admet cette co-existence fréquente.

M. Trousseau a constaté maintes fois la succession de l'asthme et de la gravelle. (Dumont, thèse **1845,** p. 19).

Laennec fait la même observation.

Quant à la goutte, la plupart des médecins ont remarqué qu'elle existait souvent chez les asthmatiques et ont admis un asthme goutteux.

Cette deuxième variété que nous appelons asthme sec, se distingue donc, et par le tempérament des gens qui y sont prédisposés, et aussi par les caractères tranchés de la toux et de l'expectoration. Le traitement des asthmes de cette espèce ne peut pas être celui des asthmes de la première variété, qu'on veuille arrêter l'accès ou bien en prévenir le retour.

Les malades de cette classe ont beaucoup moins à redouter de l'avenir que ceux de la classe précédente; c'est pour eux surtout qu'on a dit que l'asthme était un signe de longue vie. Les complications sont plus rares, et le pronostic par conséquent moins grave.

Asthme gastropathique. Cette variété se trouve

consignée ou indiquée dans la plupart des traités sur l'asthme : ainsi dans Floyer, on la voit souvent décrite sous le nom d'asthme flatueux , mais avec une théorie incompréhensible; dans Cullen, on la retrouve sous le nom *d'asthme stomachique;* dans Robert, qui en fait une de ses trois espèces sous le nom *d'asthme dyspepsique*, mais avec une explication que nous ne saurions admettre. Il suppose en effet que la dyspnée dans cette espèce d'asthme est produite par la présence des gaz dans l'estomac, ou bien par un effet sympathique entre les poumons et l'estomac. La dyspnée qui pourrait être produite par l'augmentation du volume de l'estomac, ne peut avoir aucun rapport avec la dyspnée asthmatique , ce que Robert Brée appréciait très-bien , et la sympathie à laquelle il a recours est un de ces mots heureux, vides de sens, qui nous évitent l'embarras d'avouer notre ignorance.

Les troubles digestifs produisent l'asthme, comme ils produisent d'autres maladies ; lorsque la nutrition se fait mal , notre corps se trouve plus que jamais sous le coup des maladies qui l'assiègent de toutes parts. Chacun de nous a une partie accessible : celui-ci le poumon , celui-là le foie, un autre le système nerveux, et sous la même influence chacun contractera la maladie à laquelle il est sujet ou prédisposé. C'est ainsi que les troubles gastriques provoquent la naissance de l'asthme. Cette variété d'asthmes ainsi produite est d'autant plus intéressante à établir, que, quel que soit le traitement employé, vous ne réussirez pas, si vous n'avez préalablement fait disparaître la maladie gastrique à laquelle ils doivent naissance.

Le catarrhe avec asthme n'est pas le seul qui se produise sous l'influence du mauvais état des voies digestives. Il en est de même de toutes les formes du catarrhe ; tout le monde connaît la toux gastrique de Stoll; Broussais, dans son *Traité* des phlegmasies chroniques (t. 2 , p. 15), dit que souvent les gastrites simulent les catarrhes, que, quelque fois même il a vu la présence des vers dans l'intestin causer une toux qui ne disparaissait que par la sortie des vers. Aucune forme n'est spéciale à cette variété. Il suffit de constater les troubles digestifs pour la caractériser. Ce sont des flatuosités, le manque d'appétit, les digestions difficiles, les rapports nidoreux ou acides, le pyrosis, les vomissements, les pesanteurs, les tiraillements à la région épigastrique, l'altérations du foie, les troubles fonctionnels de cet organe, la diarrhée intermittente avec la constipation, etc., etc.

Cet état gastrique qui caractérise notre troisième variété, peut se rencontrer également dans un asthme humide ou dans un asthme sec. Il faudra alors l'attaquer avant de songer à recourir aux autres agents thérapeutiques. Nous insisterons sur cette nécessité, en parlant du traitement. Lorsque le trouble gastrique persiste, il ne tarde pas à augmenter la gravité de l'asthme, il finit par abattre les forces du malade, il entraîne la cachexie, et alors les tristes complications qui succèdent à l'asthme humide, ne tardent pas à venir menacer le malade d'une fin prochaine.

§ 2. CAUSES.

Les causes de l'asthme, comme celles de toute maladie, se divisent en prédisposantes et occasionnelles.

De toutes les causes prédisposantes, la première est sans contredit l'hérédité. Il est peu de maladies où son influence soit plus constante; presque tous les asthmatiques ont un père asthmatique, graveleux ou goutteux. M. Louis dit que l'influence héréditaire est beaucoup plus sensible pour ceux qui contractent l'asthme très-jeunes que pour ceux qui commencent à en souffrir dans un âge plus avancé. Chez les enfants, cependant, l'asthme véritable est rare. Des enfants d'asthmatiques ont les petites bronches très-délicates, et ils contractent facilement des bronchites capillaires, mais ce ne sont pas de véritables accès d'asthme; ces mêmes individus sont presque certains d'en éprouver plus tard. Les hommes sont plus sujets à l'asthme que la femme, de même qu'ils sont plus sujets à la goutte et à la gravelle. Ces maladies semblent être, chez la femme, remplacées par la leucorrhée. Si l'asthme était une affection nerveuse, il est probable qu'il serait au contraire plus commun chez la femme que chez l'homme.

Le tempérament qui prédispose à l'asthme, c'est le lymphatique, et celui que Grégory appelle le *cholérique*, celui qui s'accompagne d'un mauvais état du canal alimentaire.

L'habitation d'un pays humide et froid prédispose beaucoup à l'asthme. En Angleterre, il y a beaucoup d'asthmatiques (Robert Brée, Percival); l'asthme est très-commun dans la Saxe inférieure, en Hollande (Zimmerman), sur les côtes de l'Asie mineure (Zelloni et Lefèvre).

Certaines professions prédisposent nécessairement à l'asthme, celles où l'on respire habituellement des vapeurs irritantes; les matelassiers, les casseurs de cailloux, les ouvriers en laines, y sont sujets.

Les causes déterminantes sont excessivement nombreuses ; les plus communes sont :

Les vapeurs ou les poussières irritantes dont la présence irrite la muqueuse bronchique et excite la sécrétion du mucus; les écarts de régime, et à cet égard nous avons indiqué la susceptibilité de certains estomacs qui ne peuvent supporter un doigt

8

de vin, une dragée, une goutte de vinaigre.

Le déplacement est une cause fréquente de retour des accès. Beaucoup d'asthmatiques, comme M. Lefèvre, n'obtiennent de tranquillité qu'en évitant tout voyage. Les changements de temps amènent presque toujours un accès d'asthme, le vent nord-est est désigné par les asthmatiques comme le plus à craindre, surtout au printemps et à l'automne.

Le temps orageux produit de l'exacerbation dans l'asthme comme dans presque toutes les maladies chroniques. Les pertes de sang naturelles ou artificielles favorisent le retour de l'asthme, il en est de même des évacuations intempestives. La suppression des flux menstruels ou leucorrhéiques, des ulcères. Les passions vives déterminent facilement les paroxysmes, surtout l'amour et la colère.

Les asthmatiques sont assez avides des jouissances vénériennes, mais il est rare qu'ils n'aient pas à regretter d'avoir cédé à leurs incitations.

Certaines causes sont nuisibles aux uns et favorables aux autres, les vapeurs, par exemple, en offrent un exemple frappant. Beaucoup d'asthmatiques se trouvent soulagés par des émanations qui rendraient les autres très-malades. M. Lefèvre se soulage en respirant la fumée de l'amadou brûlé. Beaucoup respirent avec succès l'acide carbonique qui détermine chez d'autres de violents accès.

§ 3. SYMPTOMES.

Les symptômes de l'asthme à l'état de simplicité sont excessivement précis, et ne permettent aucune erreur de diagnostic ; la définition seule que nous en avons donnée suffit pour le distinguer de toutes les autres maladies dont une dyspnée plus ou moins violente pourrait le rapprocher, tels que l'œdème de la glotte, les maladies du cœur, la dyspnée hystérique, etc.; au milieu des complications qui peuvent l'entourer, l'asthme se distinguera toujours par ses caractères saillants; mais par le fait même de l'énergie de sa manifestation, il pourra masquer complètement et dérober à l'examen le plus approfondi les maladies du poumon qui existent en même temps que lui.

Il est parfois bien difficile de découvrir un point tuberculeux, une caverne même au milieu des râles sonores dont le retentissement s'apprécie sur tous les points de la poitrine, de saisir des symptômes généraux capables d'éclairer au milieu du désordre général, du trouble immense qu'occasionne un violent accès.

Dans la pneumonie le diagnostic est tout aussi difficile, surtout dans la pneumonie des vieillards qui manque souvent de signes extérieurs, qui existe quelquefois sans toux, sans expectoration, dont le souffle bronchique, le seul signe positif, ne peut être entendu au milieu des ronchus, des râles de toutes sortes que nous avons signalés. La percussion peut aider au diagnostic, mais faiblement. Aussi faudra-t-il porter un pronostic très-grave, lorsque dans un accès d'asthme on trouvera le malade avec de la fièvre et une langue sèche.

Les observations que nous avons citées et celles que nous citerons, suffisent pour donner une idée de la forme sous laquelle se dessinent les accès, et de l'état général que présente le malade. Signalons seulement quelques particularités que peuvent présenter les différents symptômes que nous avons déjà tant de fois énumérés. *La dyspnée* de l'asthme a pour caractère essentiel, l'intermittence, et ce caractère à lui seul, permet de la distinguer de l'oppression des maladies organiques du poumon et du cœur qui est continue; en outre le prolongement de l'expiration et le sifflement qui l'accompagne, lèveront tous les doutes qui n'auraient pas été dissipés par l'auscultation de la poitrine, le retour des accès pendant la nuit, etc., etc., etc.

Cette intermittence ne présente aucune régularité d'un accès à l'autre; quelques médecins ont cru pouvoir donner le quinquina à cause de l'intermittence plus régulière qui existe entre les exacerbations d'un même accès. L'accès peut durer par exemple pendant 5, 10, 20, 30 jours et chaque jour diminuer sur les midi pour reparaître la nuit suivante avec toute sa violence, cesser de nouveau le lendemain, et ainsi de suite jusqu'à ce qu'il s'établisse une expectoration abondante, ou que la muqueuse bronchique cesse de sécréter des mucosités. Cette intermittence se retrouve dans le catarrhe des voies respiratoires depuis les fosses nasales jusqu'aux petites bronches ; de même que le moment où l'asthmatique étouffe le plus est le moment de son réveil, de même on n'est jamais plus enchiffrené ou enroué que le matin.

La dyspnée dure quelquefois fort peu de temps ; Floyer en a éprouvé pendant une demi-heure seulement ; d'autres fois elle se prolonge indéfiniment, mais moins intense, sans qu'il y ait autre chose que le catarrhe.

La toux et l'expectoration sont très-variables comme les râles qui en sont le résultat. L'expectoration très-abondante se rencontre dans l'espèce que nous avons appelée asthme humide ou cachectique, elle cause des dyspnées moins violentes que ne le ferait supposer l'énorme quantité des matières rendues par les malades. C'est qu'elles sont moins compactes et peuvent se laisser traverser par l'air où se décoller des bronches plus facilement.

Lorsque l'expectoration peu abondante se compose, indépendamment de la sécrétion séreuse du larynx, de crachats petits, denses, visqueux, de formes et de couleurs variables, nous avons une dyspnée souvent très-intense. *L'espèce* d'asthme dans laquelle se rencontre cette sorte d'expectoration est celle que nous avons appelée *asthme sec.* Elle a une grande analogie avec le *catarrhe sec* de Laennec, dont elle reproduit tous les symptômes; c'est cette forme d'asthme qui a fait créer les asthmes nerveux. Il était difficile en effet à **Willis** de comprendre comment une si petite quantité de matières peut produire d'aussi graves accidents, mais aujourd'hui l'auscultation nous permet de constater que ces petites masses peuvent former au passage de l'air des obstacles invincibles.

Les râles, dont nous avons exposé trop longuement l'histoire pour y revenir, sont dans un rapport constant avec la dyspnée. Dans l'asthme humide, on trouve toutes les variétés de râles, les bruits les plus différents; dans l'asthme sec, pendant le fort de l'accès, on n'entend que des râles vibrants, et souvent on constate des absences de murmure respiratoire dans une étendue proportionnée à la violence de l'accès. On comprendra aussi facilement *a priori*, que dans le catarrhe humide qui se complique souvent de l'infiltration séreuse du tissu cellulaire du poumon, on ne trouve pas toujours une sonorité exagérée.

A l'approche de l'attaque les urines sont pâles comme aux approches d'une attaque de goutte ou de gravelle; tant que l'accès dure, quelque prolongé qu'il soit, l'urine conserve cette transparence morbide; quand l'accès tend à se résoudre, elle se charge au contraire d'un sédiment épais.

Quant à la marche du paroxisme, à part quelques variations résultant des observations que nous venons de faire, elle est à peu près la même, et nous ne pouvons mieux faire que de la laisser raconter à un asthmatique.

« Les premiers symptômes sont des flatuosités et une distension de l'estomac et des intestins, un sentiment douloureux de pesanteur au front et aux yeux, des éructations de gaz avec de l'eau, quelquefois insipides, acides dans d'autres cas. Vers le soir, la douleur des yeux augmente, et le malade éprouve une grande propension au sommeil. Si parfois il est excité par la présence d'autres personnes et par la conversation, l'assoupissement se dissipe; mais la respiration devient laborieuse, une grande anxiété précordiale se manifeste bientôt après, et le malade éprouve une inquiétude remarquable.

» La présence des autres personnes lui devient désagréable; elle semble augmenter une certaine chaleur au corps, ainsi que la difficulté de respirer, et une irascibilité qui lui fait repousser les attentions les plus affectueuses de l'amitié. Il survient assez fréquemment à cette époque un tintement et de la chaleur dans les oreilles ; cette chaleur se propage au cou et au thorax ; il se manifeste des mouvemeuts assez violents tendant à expulser le contenu de l'estomac et des intestins, suivis d'un grand malaise dans les muscles abdominaux. Lorsqu'un asthmatique éprouve ces symptômes, il peut être assuré qu'il touche au moment d'une attaque.

» Quelques instants avant minuit, le malade sent augmenter tout-à-coup la violence de ces souffrances ; plus fréquemment, après avoir resté quelques moments dans le lit, il se réveille avec une grande difficulté de respirer, et se trouve obligé de prendre une position moins horizontale. L'inspiration ne se fait qu'avec un grand renfort de muscles.

» Le malade désire l'air frais, sa voix s'altère, et l'irascibilité continue, mais est cependant moindre qu'à l'approche de l'accès. Il y a un grand resserrement du thorax, et la respiration est stertoreuse. Le malade éprouve le besoin de tousser ; mais il ne le fait qu'avec peine et par secousses. Le pouls augmente, un peu de vitesse mais sans raideur. La soif n'est pas très-considérable, à moins, comme il arrive souvent, que l'attaque ne soit déterminée par la présence de matières indigestes dans les premières voies. Le malade rend souvent et en abondance de l'urine pâle.

» Il voit diminuer son mal après quelques heures d'angoisses pénibles; la respiration devient moins laborieuse, les inspirations sont plus longues et plus profondes; cependant les expirations restent bruyantes; le pouls n'est pas aussi accéléré, mais plus large; et le sentiment d'irritation est moins aigu. La toux expulse des phlegmes qui soulagent le malade. La respiration est encore bruyante et cet état continue presque toujours durant toute la première nuit et même jusqu'à ce qu'il survienne, le second ou troisième jour, par les progrès de l'attaque, une expectoration abondante de mucus.

» Le second jour au matin, le malade éprouve une rémission des symptômes en se réveillant, la position du corps est toujours la même, du moins on n'en change pas impunément, tant que l'estomac est dans l'état de vacuité, et le malade éprouve une angoisse particulière, s'il essaie de se tenir debout; s'il persiste à garder cette position, son pouls devient plus accéléré que pendant le paroxisme; il est fréquemment obligé de cesser ses mouvements, ou s'il ne le fait, il éprouve sûrement une anxiété extrême. S'il ne survient aucune contrariété particulière pendant le jour, la gêne de la respiration disparaît graduellement jusqu'au soir, et un asthmatique peu expérimenté croit qu'il est entièrement débarrassé de sa maladie ; mais il reconnaît, à l'approche de la nuit, qu'il a de nouvelles douleurs à supporter. Le paroxisme recommence avec les symptômes ordinaires ; la nuit se passe presque comme la précédente : cependant le sommeil est plus parfait et plus réparateur.

» La rémission est plus complète le troisième jour ; l'expectoration augmente un peu ; les mouvements du corps ne sont pas accompagnés d'autant d'anxiété, quoique la gêne soit toujours grande. Le troisième paroxisme se manifeste le soir du troisième jour, à peu près de la même manière que les deux précédents ; et ensuite l'expectoration devient ordinairement plus facile ; mais l'attaque ne disparaît point à une époque fixe, à l'exception de quelques cas particuliers ; elle se dissipe cependant après peu de jours, et de moment en moment la rémission devient plus parfaite. L'urine est moins abondante et plus colorée, *l'expectoration plus copieuse et plus opaque ;* la force du pouls et la vigueur des mouvements augmentent et la sérénité d'esprit reparaît. »

Il est bon d'ajouter que cette observation, où l'influence du catarrhe se manifeste à chaque ligne, est écrite par Robert Brée, qui se prétend atteint d'un asthme nerveux. Elle nous montre ce qu'il faut croire de cette invasion brusque des -accès d'asthme qui ; suivant M. Lefèvre , les rapproche des attaques hystériques , et prouve sa nature nerveuse. Elle montre le rôle que joue l'expectoration dans l'accès et surtout dans la terminaison. Elle semble écrite en un mot dans le but d'appuyer et de prouver nos conclusions.

§ 4. COMPLICATIONS.

Il est important de signaler au moins les complications qui peuvent se rencontrer chez les asthmatiques, parce qu'elles peuvent imprimer à la maladie une marche nouvelle , aggraver le pronostic ou entraîner des modifications dans le traitement.

Nous avons déjà vu celles qui peuvent faire modifier le traitement et nous en avons trouvé qui sont assez importantes pour faire établir une variété distincte.

Nous avons dit comment les troubles des voies digestives viennent se joindre à l'asthme, comment dans ces cas ce sont eux qui dominent toute la maladie et commandent le traitement. Nous avons vu que la gravelle, la goutte se rencontraient souvent chez les asthmatiques de la 2e classe et concouraient avec les autres indications , à montrer la ligne thérapeutique à suivre.

Ces complications importantes à connaître pour

la guérison, modifient peu les symptômes et la marche de l'asthme. Il en est d'autres au contraire qui lui impriment un cachet particulier : ce sont des maladies du poumon et du cœur.

Lorsque les accès d'asthme se répètent souvent, ils finissent par entraîner de la part du cœur une lutte contre l'obstacle qu'ils apportent à la circulation.

Le cœur pousse avec énergie le sang vers le poumon, et bientôt, sous l'influence de cette pléthore artificielle et momentanée que cause l'embarras de la circulation, les cavités du cœur se dilatent, et ses parois s'hypertrophient quelquefois pour répondre aux exigences d'ondées sanguines trop abondantes. Telle est l'origine de ces nombreuses affections du cœur qu'on rencontre chez les vieux asthmatiques qui rendent la maladie plus grave et la privent de son caractère essentiel : l'intermittence de la dyspnée. On comprend en effet que l'altération organique qui vient de se produire dans les cavités du cœur ajoutera à la dyspnée intermittente de l'asthme une dyspnée continue dont on appréciera la cause en auscultant la région précordiale.

La dilatation du ventricule et l'hypertrophie de ses parois ne sont pas la seule altération du cœur que produise l'asthme. Il se forme souvent des concrétions polypeuses que Flóyer avait déjà notées ; l'oreillette droite est souvent dilatée et on comprend comment M. le professeur Rostan, trouvant souvent sur le cadavre des asthmatiques ces divers désordres organiques, a été poussé à les regarder comme la cause de l'asthme.

Pour constater la maladie du cœur chez les asthmatiques, il faut ausculter cet organe dans l'intervalle des accès, il faut tenir un grand compte de la pléthore accidentelle qui détermine l'embarras du poumon pendant le paroxisme. Il m'est arrivé plusieurs fois, en examinant avec soin les bruits du cœur, de constater des bruits de souffle qui me faisaient croire à une maladie organique et qui disparaissaient avec la gêne de la respiration. Ce cas se rencontre surtout dans cette forme spéciale que nous avons appelée asthme cachectique ou humide.

Il est bon aussi de rappeler que cet état cachectique qui ressemble beaucoup à la chlorose, occasionne en même temps que dans les artères, des bruits de souffle au cœur, qui pourraient, par un examen trop superficiel, faire admettre une maladie du cœur qui n'existerait pas réellement.

La persistance de l'asthme amène des altérations organiques du poumon, que je dois seulement signaler : d'abord l'emphysème que nous avons dit ne pouvoir être diagnostiqué excepté dans quelques cas très-rares, qu'il soit éphémère et consistant dans la simple dilatation des vésicules, qu'il soit continu et formé par l'épanchement de l'air dans le tissu cellulaire du poumon. Il est évident que cette déformation organique, qui ajoute à la gravité de la maladie, en est un accident, un effet; on ne peut rien par conséquent contre elle, et il n'y a pas lieu à regretter qu'on n'en puisse nettement préciser le diagnostic. Les tubercules se développent quelquefois chez les asthmatiques, surtout chez les vieillards; si le diagnostic est facile, alors que les tubercules ont par leur suppuration désorganisé le poumon et creusé des cavités plus ou moins profondes, il devient très-incertain quand les tubercules sont à l'état de crudité ou qu'ils se ramollissent isolément. Les signes physiques des tubercules sont voilés par ceux de l'asthme, et le doute ne peut souvent être levé que par les signes généraux de la phthisie.

L'obstruction prolongée des bronches produit quelquefois l'hépatisation du tissu pulmonaire. Cette pneumonie, d'un diagnostic souvent très-difficile, a beaucoup de rapports avec celle des enfants, qui se produit dans les mêmes circonstances. Elle se présente avec des caractères tout particuliers, des altérations organiques spéciales qui ont été étudiées avec soin dans le travail de MM. Hourman et Dechambre. Le traitement de cette pneumonie doit être subordonné à celui du catarrhe : antimoniaux expectorants et quelques amers en tisane, comme le polygala.

La cachexie séreuse est certainement la complication la plus grave qui puisse survenir dans le cours d'un asthme. Elle est le résultat naturel du défaut d'hématose du sang, qui résulte des accès prolongés ou souvent répétés. Nous avons vu en outre que les individus lymphatiques, ayant déjà une tendance à la plethore séreuse, sont très-sujets à cette forme d'asthme. On comprend de suite avec quelle facilité, par suite de la prédisposition et de l'obstacle mécanique au cours du sang, la sérosité tendra à s'épancher dans le tissu cellulaire. Celui du poumon est presque toujours celui que l'œdème atteint le premier. La respiration s'embarrasse de plus en plus ; la sonorité de la poitrine disparaît et se trouve remplacée par une résonnance obscure, puis matte. L'anasarque se manifeste ensuite dans le tissu cellulaire, sous la peau, d'abord à la région des reins, chez les malades alités ; puis dans les plèvres, rarement dans la cavité péritonéale.

Si le mal n'est pas promptement et énergiquement attaqué par les moyens que nous indiquerons, il fait de rapides progrès. L'infiltration gagne la partie supérieure des membres dont il n'avait d'abord envahi que les extrémités, se propage de proche en proche et pénètre les parties les plus profondes du corps. Tous les auteurs anciens ont noté cette terrible complication de l'asthme. Hoffman, Willis, en font mention, mais d'une manière sommaire ; Sydenham en parle dans son *Traité de l'hydropisie*, mais sans entrer dans aucun détail. Zimmerman nous a donné une histoire détaillée et intéressante de la maladie et de la mort de Frédéric-le-Grand, qu'il était allé assister dans ses derniers moments.

Cette complication, quand elle a pris de l'accroissement, est nécessairement fatale. Les malades luttent pendant quelque temps contre cette décomposition lente ; mais bientôt l'hydropisie gagne l'encéphale. La sérosité s'épanche dans les ventricules du cerveau, et alors la mort arrive de deux manières différentes, sur lesquelles je dois insister, parce qu'elles sont bien utiles à connaître, pour le pronostic qu'on sera appelé à porter dans des cas semblables, et qu'elles sont en général méconnues par les auteurs.

Il arrive que ces hydropiques ont des alternatives de bien et de mal, mais ne présentant aucun symptôme du côté de la tête. Pendant quelques jours l'hydropisie semble même diminuer ; tout à coup, les malades sont pris de convulsions épileptiformes et meurent presque immédiatement après. A l'ouverture, on trouve de la sérosité dans les ventricules et quelquefois entre les méninges. J'ai observé deux cas analogues ; Stoll cite six malades qui ont péri ainsi d'une manière inattendue et avec des attaques convulsives.

Chez d'autres, il arrive que la mort est moins

prompte et s'annonce par des alternatives d'agitation et d'assoupissement. Le malade reste pendant
deux ou trois jours dans un délire sans fièvre ;
chez les vieillards, ce délire se manifeste moins
par les paroles que par les gestes. Le malade sort
de son lit, et à chaque instant veut s'habiller, etc.;
puis, tout à coup, il tombe dans l'assoupissement
et reste un jour ou deux dans ce nouvel état. La
sérosité, épanchée dans les ventricules, se resorbe
probablement, car au bout de ce temps le malade
se réveille, renaît à la raison, pour délirer de nouveau, puis s'assoupir ; ces attaques se prolongent
de plus en plus, et il meurt. Les auteurs ont signalé
la léthargie chez les asthmatiques; Hippocrate
insiste sur l'analogie de l'asthme humide et de la
léthargie ; Arnold et autres reconnaissent l'influence de l'asthme humide sur la production de
la manie, mais ils n'indiquent pas que le délire et
le coma se suivent exactement et sont les deux
effets d'une même cause. Je crois en effet que
l'irritation produite sur l'arachnoïde par les premières gouttes de sérosité épanchée, suffit pour
rendre compte de l'agitation du malade; puis la
quantité de matière épanchée augmente, la com-
pression commence à se manifester, et le coma
succède au délire.

Tel est le mode de terminaison de cette hydropisie si remarquable des asthmatiques, et qu'il
est, je le répète, bien important de connaître, car,

malgré la gravité qu'elle présente lorsque les phénomènes cérébraux commencent à se montrer, on
a obtenu plusieurs guérisons.

CHAPITRE DEUXIÈME.

TRAITEMENT.

L'ignorance de la nature et de la cause première de l'asthme a dû rendre infructueux la
plupart des essais thérapeutiques qui ont été faits
jusqu'à ce jour. La grande variété de médicaments
proposés dans ce but nous prouve leur insuffisance
et trahit ainsi l'embarras des médecins que rien
ne pouvait éclairer dans leurs recherches.

Tous les auteurs qui ont traité de l'asthme avec
un grand soin et qui étaient asthmatiques eux-
mêmes, après avoir exposé une effrayante quantité de formules, après avoir administré les médicaments les plus opposés dans leurs effets, sont
obligés d'avouer qu'ils ne peuvent point guérir
l'asthme, qu'ils peuvent à peine soulager les malades dans leurs terribles accès. Je me garderai
donc de rapporter toutes les recettes récoltées avec
soin par Floyer et qui occupent le quart de son
livre. La critique la plus juste qui puisse être faite

de cette thérapeutique, c'est de rappeler que Floyer ne fut jamais guéri de son asthme qu'il conserva pendant trente années de son existence.

Cullen dit : « Comme il est rare qu'un asthme ait été grave, je ne puis proposer aucune méthode de traitement dont l'expérience ait confirmé les succès constants. »

Robert Brée, qui repousse avec énergie tous les traitements administrés aux asthmatiques, conseille les toniques, les absorbants, et a obtenu seul des résultats satisfaisants dans les asthmes liés à un état gastrique et les asthmes humides.

M. Lefèvre, tout aussi intéressé que les auteurs précédents à rechercher une bonne méthode curative, n'a éprouvé de mieux pour lui-même qu'en s'abstenant de voyager, et son livre se termine par cette désolante proposition : « L'art, dans l'état actuel, ne possède pas de moyens capables de guérir l'asthme dans ses divers états de simplicité ou de complication, mais il peut, par des soins bien entendus, suspendre l'invasion des accès, ou tout au moins les modifier avantageusement. » Triste conclusion pour un médecin, et qui nous eût certainement empêché d'écrire notre travail, si nous l'avions cru fondée ; elle n'est vraie que relativement, elle est vraie pour Floyer comme pour M. Lefèvre, qui se sont trompés sur la nature de l'asthme et par conséquent sur son traitement ;

elle est fausse pour Robert Brée qui a mieux vu et qui guérissait beaucoup de malades.

Le but de notre travail n'était point une pure discussion théorique ; nous avons voulu établir la nature véritable de l'asthme et indiquer par là la marche à suivre pour le traitement et la guérison de cette maladie, tout aussi curable qu'une autre, lorsqu'on veut bien se pénétrer de sa cause et des indications thérapeutiques qui en découlent. Nous discuterons d'abord toutes les médications conseillées jusqu'à ce jour, après nous exposerons le traitement des accès suivant les différentes espèces que nous avons établies, puis ensuite la marche à suivre pour combattre la prédisposition à l'asthme, éviter le retour des accès; et, disons-le de suite, nous allons être tout d'abord en opposition avec M. Lefèvre, car nous regardons qu'il est plus facile de détruire la maladie elle-même que de faire cesser un accès de cette maladie, quand il a acquis une certaine intensité.

Anti-spasmodiques. Persuadé que nous n'avons point affaire à un spasme, à une affection nerveuse, nous renonçons aux anti-spasmodiques avec d'autant plus d'empressement que tous les anteurs qui les ont employés, d'après les idées préconçues qu'ils avaient sur l'asthme, ont regardé ces médicaments comme inutiles et souvent dangereux. Si nous prenons successivement tous les anti-spasmodiques *vrais*, nous verrons que tous ont été repoussés. Telle est l'opinion de Floyer, dont nous pouvons accepter les observations sans nous attacher à ses explications : « Si l'on prend intérieurement, dit-il, du castoreum, du succin, de l'assa-fœtida, etc., ils raréfient les esprits, excitent une effervescence et poussent violemment dans les nerfs les esprits flatueux, *ce qui augmente l'étouffement* (p. 160, *loc. cit.*)

Robert Brée s'exprime en ces termes : « On a indiqué une liste nombreuse d'anti-spasmodiques pour la première espèce d'asthme, dans le but de détruire la constitution spasmodique, mais en général leur emploi a été de peu d'utilité. »

« La valériane, la cardamome, le camphre, le musc, le castoréum, la belladone, l'infusion de nicotiane, l'extrait de jusquiame, les gommes fœtides, etc., ont été donnés à diverses doses, seuls, ou réunis à d'autres anti-spasmodiques ou aux toniques, ou combinés avec l'opium en grande ou petite proportion ; mais dans la première espèce, le paroxisme était rarement suspendu par aucune de ces préparations, quoiqu'il fût prolongé fréquemment.

» Je n'ai point fait autant d'expériences sur la deuxième espèce appelée asthme sec, mais je puis affirmer que, dans les cas que j'ai eu occasion de traiter, nul anti-spasmodique ne fut aussi utile, dans le commencement du paroxisme de cette espèce, que de légères doses d'ipécacuanha, unies aux diaphorétiques. » (Robert Brée, p. 250, *loc. cit.*)

Il ajoute qu'ils pourraient être plus avantageux dans la quatrième espèce (une espèce dans laquelle les accès semblent renaître après la disparition de la cause qui les occasionnait ordinairement). Nous ne comprenons pas cet asthme *par habitude* de Robert Brée, et nous ne pouvons rien dire sur le traitement qui lui convient. La seule observation que cite l'auteur est la sienne propre : il fut guéri par l'opium et en changeant de profession. L'opium est un narcotique, et ses effets, comme nous le dirons, diffèrent beaucoup de ceux des anti-spasmodiques vrais.

Quant à la troisième espèce de Robert Brée, c'est celle qu'il rattache à un état pathologique du tube gastro-intestinal. Il est aisé de comprendre pourquoi il ne s'occupe pas de cette espèce, en parlant des anti-spasmodiques.

M. Lefèvre ne donne point son opinion personnelle sur les anti-spasmodiques; il constate seulement qu'ils ont *été la ressource des partisans de l'influence nerveuse;* mais il ne nous dit pas si c'est une bonne ou une mauvaise ressource. Il signale les bons effets du datura, de la jusquiame et autres stupéfiants qui ne sont pas des anti-spasmodiques.

Quant aux véritables anti-spasmodiques, la valériane, le camphre, l'oxide de zinc, le musc, etc., nous ne connaissons pas un médecin qui n'en ait repoussé l'usage comme dangereux ou inutile dans l'asthme.

Je pourrai citer grand nombre d'auteurs , mais pour plus de précision j'ai choisi entre tous , les trois écrivains qui se sont occupés de l'asthme toute leur vie, qui étaient asthmatiques, et qui ont dû par conséquent rechercher avec soin tous les moyens indiqués contre cette maladie, les essayer sur eux-mêmes ou sur les nombreux asthmatiques qu'ils ont été à même de voir. Eh bien ! tous signalent cette grande vérité importante pour nous : que les anti-spasmodiques n'ont aucune action contre l'asthme. N'est-ce pas déjà une grande présomption que cette affection n'a rien de commun avec les spasmes, dont triomphent si bien et si vite tous ces médicaments.

Je sais que M. Lefèvre dit, en parlant du stramonium, qu'il agit comme *calmant des voies aériennes*, et qu'à ce titre il pourrait au besoin servir à prouver la nature de la maladie (p. 109, *loc. cit.*). L'obscurité de cette énonciation fait naître l'idée que M. Lefèvre n'est pas bien édifié sur l'action de cet agent thérapeutique, et il lui serait aussi difficile qu'à moi d'expliquer ce qu'il faut entendre par cette expression : *calmer les voies aériennes*. Nous aurons à revenir sur l'emploi des stupéfiants dans les accès d'asthme ; je me contente ici de rêpéter que les narcotiques stupéfiants ne sont pas des anti-spasmodiques.

De la saignée. Repoussons également du traite·ment de l'asthme une pratique qu'on trouve indiquée dans tous les traités généraux de médecine, comme utile et devant souvent être employée. Il n'en est rien. Si l'asthme est simple, sans complication de maladie du cœur ou du poumon, il faut se garder de saigner le malade, à moins qu'il n'y ait asphyxie imminente, ce qui est fort rare. La saignée procure immédiatement un peu de soulagement ; le poumon, débarrassé d'une partie du sang qui ne pouvait s'hématoser convenablement, semble se dilater plus facilement ; la dyspnée diminue sensiblement, mais ce mieux ne dure que peu d'instants ; la dyspnée revient plus intense qu'avant, le malade a plus de peine à cracher, et son état s'aggrave ; l'accès dure plus long-temps. S'il y a de l'hydropisie, elle augmente beaucoup, et si l'on a répété la saignée, le malade aura grand'-peine à se relever et à reprendre les forces qui lui sont si utiles pour dissiper les accidents dont les accès prolongés peuvent se compliquer. Plus un asthme semble grave, surtout chez les vieillards, et plus on doit proscrire la saignée comme un moyen dangereux.

Floyer, en acceptant les traditions des anciens, employa souvent la saignée ; il éprouva de nombreux insuccès, et la réserva pour quelques cas exceptionnels.

« On peut considérer la saignée comme imprudente, dit Robert Brée dans toutes les espèces d'asthme (p. 245). » Il excepte les cas de la deuxième espèce, qui peuvent se compliquer d'une inflammation locale.

M. Lefèvre n'a point employé ce moyen, mais il signale le mauvais effet qu'en ont éprouvé à plusieurs reprises deux asthmatiques dont il parle dans son mémoire.

Quant aux auteurs qui l'ont conseillé comme Baglivi, Sennert, Haller, ils appelaient asthme toute dyspnée violente pouvant être causée par conséquent aussi bien par une inflammation des poumons que par toute autre maladie.

Révulsifs. Ils produisent quelquefois de très-heureux effets quand ils sont employés avec énergie. A la Salpétrière, un accès violent d'asthme a été arrêté subitement par l'application du marteau de Mayor sur le thorax. La perturbation, causée par la surprise et la douleur, fait faire de grands efforts de toux, et l'expectoration, qui en résulte presque toujours, amène du soulagement. Les vésicatoires ne sont utiles que pour remplacer un exutoire. Nous en parlerons à propos des indications spéciales.

Purgatifs. Employés aveuglément, ils sont quelque fois utiles , souvent très-nuisibles. Nous verrons que, lorsqu'il existe un embarras du ventre, ils produisent de très-bons effets; mais, en dehors de ces complications, ils sont dangereux, surtout dans la première espèce , et doivent être employés avec de grands ménagements.

Vomitifs. Ils sont employés comme évacuants, et, dans ce cas, le succès est subordonné à la coexistence d'un embarras gastrique ; employés à poses fractionnées, ils deviennent d'excellents expectorants. Nous aurons donc à examiner leur action à propos de l'indication saburrale et des expectorants.

Expectorants. La classe de ces médicaments est bien nombreuse et bien variée, ce qui prouve que leur action n'est pas toujours bien sûre. Il en est cependant dont les effets sont assez puissants. Malheureusement les plus puissants ne sont pas les plus fidèles, et ceux dont l'action est la plus sûre sont lents à agir. Les uns devront donc être employés de préférence, quand il faudra un résultat prompt , et on les emploiera successivement les uns, les autres, jusqu'à ce qu'on ait obtenu la diminution de la dyspnée; les autres seront employés dans des cas moins pressants, et il faudra insister sur le médicament qu'on aura choisi.

Les moyens expectorants les plus puissants sont : les vomitifs à petites doses, l'ammoniaque, les révulsifs, l'aspiration de vapeurs irritantes.

Les vomitifs à petites doses ont été employés avec succès par Floyer (p. 170), de manière à produire seulement des nausées. C'est en effet un moyen très-énergique. Les efforts de vomissement sont souvent accompagnés d'une expectoration abondante qni soulage immédiatement les malades. Celse conseillait de donner à cet effet des boissons chaudes, mais elles ont l'inconvénient d'augmenter souvent la dyspnée sans produire de nausées; il vaut mieux donner toutes les dix minutes, 20 ou 25 centigrammes d'ipécacuanha dans une cuillerée de sirop.

L'ammoniaque a été regardée de tout temps, comme un excellent expectorant et Robert Brée conseille de l'administrer avec un principe salin (page 255), parce qu'elle a le défaut de constiper beaucoup. Cette observation est exacte et prouve que, outre la vertu expectorante, l'ammoniaque en a une autre (celle de sécher les muqueuses) qui la rend très-utile. On l'administre à la dose de quelques gouttes dans une potion de 60 à 80 grammes qu'on fait prendre coup sur coup. On suspendra immédiatement si, au lieu de porter à l'expectoration, elle détermine la transpiration. L'ammoniaque, je le répète, est un des moyens les plus prompts quand elle agit ; elle est malheureusement quelquefois inefficace.

Dans ces derniers temps, à la suite d'une guérison célèbre par le haut rang de la malade, on a rajeuni ce moyen thérapeutique en modifiant la manière de l'employer. M. le docteur Ducros de Marseille communiqua en 1842 un mémoire à l'académie des sciences sur l'usage de l'ammoniaque, appliquée sur le pharynx au moyen d'un pinceau. Cette petite opération est très-simple, et la meilleure façon de l'exécuter consiste à tremper un petit pinceau de charpie successivement dans un flacon d'ammoniaque pure et dans un verre d'eau ; on ne fait que plonger le pinceau et le retirer immédiatement. Abaissant ensuite la langue du malade avec le doigt, on touche légèrement la muqueuse phayngiène. Si le malade n'éprouve rien, c'est que l'ammoniaque était en trop faible proportion ; on recommence en laissant le pinceau un peu plus long-temps plongé dans l'ammoniaque.

Ce moyen a été expérimenté par MM. Rayer, Guérard, Legroux, Rognetta, etc., etc., et les résultats qu'ils ont obtenus sont généralement favorables ; dans quelques cas le succès a été très-remarquable, et de violentes dyspnées asthmatiques ont cessé tout-à-coup. Les succès sont constants et je peux y joindre deux faits tout aussi concluants.

Je ne discuterai pas avec **M. Ducros**, pour savoir si l'ammoniaque agit là, comme révulsif, ou bien si, suivant les idées de **Giacomini** et de **M. Rognetta**, son disciple, elle guérit parce qu'elle hyposthenise, ou bien encore si elle engourdit le nerf pneumogastrique. Ces dissertations théoriques ne servent à rien, puisqu'elles ne sont basées que sur des conjectures et ne sont bonnes qu'à aider au triomphe de tel ou tel système médical. Pour nous qui ne cherchons que le côté pratique, nous devons constater deux choses, la première, que ce médicament réussit, la seconde, qu'il réussit en provoquant une abondante expectoration. En effet, aussitôt que vous avez touché le pharynx avec cette liqueur essentiellement volatile et active, vous obtenez un résultat facile à prévoir : « D'abord, un sentiment de suffocation accompagné d'agitation et de commotion musculaire, de toux suivie *d'expectoration très-abondante*. Après ce trouble momentané il survient du calme, et le plus souvent le malade se trouve notablement soulagé. » (Lefèvre, p. 103).

Après l'exposition de ces faits que nous empruntons à **M. Lefèvre** pour leur donner plus de valeur, nous nous croyons autorisé à regarder l'ammoniaque comme un bon expectorant et à la conseiller pour aider à l'expulsion des mucosités bronchiques.

Ce conseil comporte cependant quelques restric-

tions : il vaut mieux employer d'abord l'ammoniaque à l'intérieur. Les anciens, comme je l'ai
dit, en ont vanté les bons effets sous cette forme ;
plusieurs médecins modernes et M. Amussat,
entr'autres, ont répété cette pratique et ils n'ont
eu tous qu'à s'en louer. J'ajouterai qu'en boisson,
si l'ammoniaque ne procure pas de soulagement,
elle ne fait pas de mal. Il n'en est pas de même lorsqu'elle est employée de la manière que nous venons
de décrire. La suffocation et la commotion que
M. Lefèvre signale, font qnelquefois éprouver
au malade un supplice horrible qu'il ne vous
pardonne que s'il est débarrassé de sa dyspnée.
Voilà pour les cas ordinaires. D'autres fois les
angoisses qu'éprouve le malade pendant ce
paroxisme de suffocation, sont terribles pour le
patient qui semble se débattre contre la mort, et
bien effrayantes pour le médecin qui vient de les
faire naître. Vous pourrez voir dans le journal des
connaissances *médico-chirurgicales* (octobre 1845),
l'histoire d'un malade, qui, à la suite d'une cautérisation ammoniacale faite sur le pharynx et avec
les précautions convenables, fut pris tout-à-coup
d'accidents nerveux les plus graves; les convulsions ne cessèrent que pour être remplacées par
une raideur tétanique qui dura 10 minutes. Ayant
été moi-même dans une position semblable, je
sens combien ces 10 minutes ont dû être longues
et cruelles. A l'hôpital Necker, une femme de 40

ans fut prise d'un accès d'asthme des plus violents. Je résolus de lui faire une application ammoniacale. Je touchai le pharynx avec grande précaution ; immédiatement suffocation extrême, congestion de la face, refroidissement des extrémités, contraction des membres ; la respiration était impossible, la malade se tordait dans son lit et semblait sur le point d'expirer. Après 5 ou 6 minutes de cette affreuse souffrance, la malade se trouva dans le même état où elle était avant l'opération.

La cautérisation pharyngienne ne doit donc être employée qu'après l'emploi de l'ammoniaque, en potion à l'intérieur, ou en liniment sur les parois thoraciques, comme l'a fait M. Legroux avec succès.

C'est après ce moyen qu'il faut parler de l'emploi des vapeurs irritantes. On a fait respirer aux asthmatiques tous les gaz connus, je crois, depuis l'oxigène conseillé par Beddoes, l'hydrogène par Thornton, jusqu'aux vapeurs arsénicales. Quelques guérisons ont été obtenues, à ce qu'il paraît, avec l'hydrogène, mais elles sont rares, peu précises, et les médecins, qui depuis en ont fait usage, comme Robert Brée, n'en sont pas très-partisans ; nous ne pouvons donc pas les donner comme des moyens actifs. Nous en dirons autant des fumigations nitreuses vantées par un médecin italien ; ces moyens pourront être employés lorsque les autres auront été infructueux.

A côté de ces remèdes actifs, mais souvent infidèles, nous devons placer ceux dont l'action, quoique plus lente, est plus sûre, et dont le résultat est toujours de faciliter l'expectoration.

En première ligne nous devons placer la scille associée au vinaigre, comme le conseille Floyer. Le vinaigre scillitique se donne à la dosé de 2 à 4 grammes dans une potion calmante. Cette substance, outre ses propriétés diurétiques, est essentiellement expectorante, et s'administre contre tous les catarrhes asthmatiques ou non, lorsqu'on veut aider l'excrétion difficile des mucosités bronchiques. Il est inutile d'ajouter qu'on met dans ces potions, dont la scille fait la base, les balsamiques sous forme de sirop ; le baume de Tolu est le plus vulgairement employé. « Beaucoup d'expériences ont prouvé qu'un mélange de teinture de scille, d'acide nitrique et d'extrait de jusquiame, agit comme expectorant et comme sédatif, quoique chacune de ces substances ait été donnée sans succès séparément » (B. Brée, p. 157). C'est surtout dans des cas de la première espèce que ce mélange est très-avantageux.

La gomme ammoniaque, quoique regardée par beaucoup d'auteurs comme un anti-spasmodique, agit comme expectorant. Pour ne point citer notre propre observation, nous rappellerons qu'elle fait partie de la potion expectorante de l'hôpital de la Charité :

Racine de Polygala. . . .   4 grammes.
Eau bouillante. 192   id.

Infuser, passer et ajouter :

Gomme ammoniaque. . . .   4   id.
Sirop de Tolu 32   id.

Elle entre aussi dans la composition des pilules de Morton, qu'on donne tous les jours à la dose de quatre ou cinq. C'est une des meilleures préparations que je connaisse.

Dans ces derniers temps, on a beaucoup vanté les bains sulfureux contre l'asthme ; j'en ai vu obtenir de bons résultats. Du reste, je le répéterai comme pour l'ammoniaque, le soufre a joui de tout temps de la propriété de faciliter l'expectoration. On l'administre dans la phthisie, les catarrhes chroniques, avec assez de succès. Voici du reste une recette très-connue, qu'on appelle poudre anti-catarrhale, avec laquelle j'ai réussi chez plusieurs asthmatiques, qui avaient épuisé toutes les ressources pharmaceutiques connues :

Crème de Tartre . . . . . 24 grammes.
Fleur de soufre.   8   id.
Soufre doré d'antimoine. . .   8 décigram.

Elle contient le soufre et l'antimoine qui modifient puissamment l'expectoration, et la crème de Tartre, que tous les vieux auteurs recommandent aux asthmatiques comme un des purgatifs qui peut leur être le plus utile (on en fait seize paquets, un tous les quatre heures). Cette formule convient surtout aux asthmatiques de la deuxième espèce.

J'ai résumé l'exposition de tous les expectorants, négligeant à dessein la nomenclature de tous ceux qui ont été proposés et qui n'ont pas été approuvés par les médecins qui les ont essayés depuis. Il est quelques substances qui, sans être expectorantes, sont jointes aux précédentes avec grand succès dans le traitement des accès ; ce sont la magnésie et le carbonate de chaux qu'on administre en poudre, dans du sucre ou dans du pain enchanté. Elles favorisent beaucoup la résolution, surtout chez les malades atteints de gastrodynie ou de gravelle.

Modificateurs de la sécrétion bronchique. Nous avons dit comment il fallait faciliter l'expectoration. Examinons maintenant comment il est possible de changer la nature d'une sécrétion dont les propriétés sont si fatales à l'acte de la respiration. On peut le faire en diminuant la sécrétion ou bien en modifiant cette sécrétion, en la rendant moins dense, moins plastique, et par conséquent moins adhérente. On sait que, sous l'influence de causes qui nous échappent complètement, les sécrétions des muqueuses tendent à prendre une consistance, dont les fausses membranes du croup nous donnent l'exemple le plus extrême. Dans l'asthme, il se passe quelque chose d'analogue ; sous l'influence d'une mauvaise digestion, d'une émotion morale, d'un malaise physique, souvent sans précédents appréciables, la sécrétion bronchique change tout-à-coup, les crachats muqueux fluides deviennent épais, denses, forment des petites masses alongées ou rondes, mais d'une consistance remarquable. Ces petites masses gluantes oblitèrent les bronches comme des bouchons, et l'accès d'asthme commence. Déterminer l'expulsion de ces matières est très-difficile, si on n'en a pas d'abord diminué la viscosité. Dans le cas extrême dont nous venons de parler, dans le croup, le mercure est le meilleur modificateur de la sécrétion bronchique ; c'est aussi lui qui réussit le mieux à modifier la matière sécrétée par les petites bronches. Les médecins donnaient le mercure doux tous les jours et à doses assez élevées, aujourd'hui on pourrait donner le calomel à doses réfractées, comme l'a fait M. Trousseau : cinq centigrammes à prendre en quinze ou vingt fois ; on prendrait une ou deux doses par jour. Le mercure est peu employé aujourd'hui dans ce but. Les médecins préfèrent les sels d'antimoine.

Les médicaments, employés pour dessécher la muqueuse bronchique et arrêter par conséquent la sécrétion catarrhale, sont très-nombreux ; les uns sont employés à l'intérieur, sous forme de potion ou de pilules; les autres le sont en vapeur. La classe la plus importante est celle des stupéfiants. Les auteurs, qui font grand cas des théories nerveuses de l'asthme, ont trouvé dans cette action des stupéfiants une preuve en faveur de leur manière de voir. Il n'en est rien. La première action des stupéfiants sur notre économie est de paralyser complètement l'action sécrétoire de nos muqueuses. Cet arrêt de la transpiration muqueuse se trahit par la sécheresse de la gorge, la soif, la constipation, etc. Il suffit d'avoir observé une fois pour s'en convaincre. Lorsqu'on fume, il y a abondante sécrétion des glandes salivaires; mais cet excès des sécrétions salivaires annonce précisément la sécheresse de la muqueuse; il a lieu toujours dans les mêmes circonstances, lorsque, par exemple, il y a amygdalite ou une irritation de l'arrière-bouche. Voici en quels termes s'expriment MM. Trousseau et Pidoux, dans leur excellent *Traité de Thérapeutique :*

« L'augmentation de la soif est l'un des phénomènes qu'on observe le plus constamment à la suite de l'administration des opiacés... La sécheresse de la bouche et de la gorge accompagne toujours la soif, et quelquefois même il existe en même temps de la gêne dans la déglutition (t. ii, p. 2). » On sait que ces symptômes appartiennent à toute la classe des stupéfiants. Aussi, ce que nous allons dire du datura-stramonium peut s'appliquer à tous les autres stupéfiants : la belladone, l'opium, la jusquiame, le tabac, la cigüe et quelques autres plantes, ayant les mêmes propriétés desséchantes, et vantées par Thornton, le docteur Hoffmann de Vienne, etc., etc.

Le datura-stramonium est journellement employé contre l'asthme dans les Indes, sous forme de fumée. Les Anglais importèrent chez eux ce mode de traitement. C'est dans ces derniers temps que son emploi s'est popularisé en France, graces aux essais tentés par MM. Cayol, Biett, Andral, et dont M. Miquel a donné une note intéressante dans son *Bulletin général de thérapeutique.*

Une pipe, remplie de feuilles sèches et hachées, suffit pour obtenir les résultats que nous lui assignons, qui sont de sécher la muqueuse bronchique et de faciliter l'expectoration. Comment le datura fait-il cracher ? Je n'en sais rien ; mais ce que je sais c'est que cette propriété est reconnue par tous les malades et qu'elle ne peut pas être contestée. Il est probable que cela tient au contact de la fumée sur la muqueuse laryngée. Il se produit alors ce que dans le cours de ce travail nous avons annoncé se produire toutes les fois qu'une substance irritante vient toucher cette muqueuse, il y a sécrétion des glandes sous-muqueuses, efforts de toux et expectoration plus aisée.

Tous les asthmatiques, que j'ai vus fumer le datura, s'en sont tous plus ou moins bien trouvés : chez quelques-uns, il arrête promptement la dyspnée, mais elle revient assez facilement; chez d'autres, le bienfait est de plus longue durée. Sur vingt-six cas traités par MM. Martin, Solon, Andral, etc., neuf ont été complètement guéris : les autres ont été soulagés sans être complètement débarrassés de leur dyspnée; mais, dans une maladie aussi cruelle que l'asthme, être soulagé est beaucoup, et nous pensons que la vapeur du datura est un des meilleurs agents thérapeutiques.

Avec le datura, il faut toujours employer l'opium, qu'on donne dans une potion ou en pilules; son action sur la muqueuse est encore plus sûre que celle du datura. Il n'y a pas de médecin qui ne l'ait employé avec succès. Les modernes, Laennec, Louis, en font le plus grand éloge. Je crois devoir le répéter, pour l'opium surtout, cette substance agit sur la muqueuse bronchique comme elle agit dans les flux intestinaux, dans la dyssenterie, etc., etc., et non point comme anti-spasmodique, car les autres anti-spasmodiques, plus énergiques que lui, n'ont aucune action sur l'asthme.

INDICATIONS.

La valeur de ces médications différentes, ayant été discutée, nous devons, avant d'en étudier l'application dans les diverses espèces d'asthme, examiner les circonstances particulières qui peuvent, en dehors de la thérapeutique propre de l'asthme, commander d'une manière absolue certains traitements communs à une foule de maladie. Ces indications se tirent des complications, des causes de la maladie, etc., etc. Nous allons les passer en revue rapidement.

1re INDICATION. — *Etat saburral.* — Les troubles de la digestion, l'état saburral, doivent être une des premières indications à rechercher, parce que c'est la plus commune, et c'est aussi celle qui procure les moyens les plus sûrs et les plus prompts d'arrêter un accès d'asthme. Cet embarras saburral des premières voies, qui joue un rôle si puissant dans la reproduction des maladies auxquelles nous sommes sujets, se rencontre dans les différentes espèces d'asthme que nous avons signalées, et surtout dans celle que nous avons dit être liée à un mauvais état des voies digestives. Quelle que soit donc la forme ou l'espèce d'asthme qu'on devra traiter, il faut s'informer si la reproduction de l'accès n'a pas été précédée des symptômes qui caractérisent l'embarras gastrique : le dégoût des aliments, la pesanteur à la région épigastrique, les nausées, les envies de vomir, l'amertume de la bouche, l'enduit de la langue, etc., etc. Si un ou plusieurs de ces symptômes sont bien caractérisés, l'administration d'un vomitif fait cesser très-promptement l'accès, c'est-à-dire qu'il supprime presque immédiatement dans les bronches la sécrétion catarrhale.

Tous les médecins, qui se sont particulièrement occupés de la guérison de l'asthme, signalent le bienfait des vomitifs, chacun l'expliquant à sa guise et indiquant différentes manières de l'administrer, mais presque tous disant qu'il faut obtenir des vomissements. Floyer, par exemple, craignait, je ne sais pourquoi, que les grands efforts de vomissement n'augmentassent la dyspnée; il redoutait également l'ingestion dans l'estomac d'une trop grande quantité de boisson. Sa méthode consistait à prendre une demi-once de vinaigre scillitique; puis, avec de l'eau chaude prise en boisson et en titillant la luette avec une plume, il se procurait des vomissements qui entraînaient un grand soulagement (Floyer, *loc. cit.*, p. 156).

Gallien, Celse, Willis, Hoffman, vantent tous l'heureux effet des vomitifs dans les accès d'asthme; Percival cite plusieurs observations très-intéressantes d'accès d'asthme, durant depuis plusieurs jours, et cédant comme par enchantement, après quelques vomissements bilieux.

Nous avons déjà dit que Robert Brée ne connaissait pas de meilleur remède que l'ipécacuanha ; à la page 240, il dit que ce moyen procure assez ordinairement du soulagement, quelle que soit d'ailleurs la nature de l'irritation. Il fut entraîné à cette médication par les nombreux succès qu'elle lui procura ; mais il ne poussa pas si loin son emploi que Floyer, qui voulait que tous les mois on fît vomir les asthmatiques.

Robert Brée est le seul auteur qui, suivant les préceptes de Stoll, ait employé l'émétique avec discernement ; tous les autres l'employaient sans se rendre bien compte de son efficacité : les uns, pour débarrasser l'économie d'une certaine quantité de fluide séreux ; d'autres, pour prostrer le système nerveux ; d'autres, enfin, uniquement parce qu'ils avaient vu ce moyen réussir quelquefois. L'écrivain anglais, que nous citons, a été meilleur observateur, et les mêmes raisons qui l'ont porté à créer une variété d'asthme, dépendant d'une maladie des organes de la digestion, l'ont conduit à employer l'émétique avec opportunité, par conséquent avec grandes chances de succès ; il cite plusieurs observations et celle-ci entr'autres.

VI° Observation. — Une dame avait eu des maux d'estomac pendant fort long-temps. Elle fut tout-à-coup atteinte d'une diarrhée dont les matières étaient presque noires. Deux mois après, elle eut un véritable paroxisme d'asthme, dont l'invasion se fit après dîner. Elle avait éprouvé, les deux jours précédents, et à la même heure, des douleurs d'estomac, auxquelles elle fit peu d'attention, étant d'ailleurs bien portante. Il prescrivit un lavement purgatif, de l'opium et de l'éther; les symptômes continuèrent avec violence. « En réfléchissant, dit l'auteur, au moment de l'attaque et aux symptômes précédents, je pensai que tous les moyens seraient inutiles, jusqu'à ce que les premières voies fussent convenablement évacuées. » Il agit en conséquence, et le paroxisme cessa dans la nuit même.

On trouvera plusieurs faits semblables dans la médecine pratique de Stoll : sept observations sont relevées par ce médecin, pendant le mois de mars 1776. Stoll les désigne sous le nom générique d'affections catarrhales, avec ou sans asthme. Pendant mon séjour à la Salpétrière, j'eus souvent occasion de vérifier la bonté de cette pratique et de constater son heureuse influence. Plusieurs malades se présentèrent à l'infirmerie dans un violent état d'orthopnée, compliquée d'embarras gastro-intestinal; l'administration d'un émétique suspendit facilement l'oppression dans la majeure partie des cas; l'expectoration devenait abondante, et il suffisait alors de soutenir la tonicité de l'estomac avec quelqu'infusion amère, comme celle du polygala, et le catarrhe disparaissait sans qu'il fût besoin de recourir de nouveau à l'émétique. Lorsque la crise catarrhale était prise dès son début, et surtout dans les cas de catarrhe sec, la maladie était jugulée immédiatement.

VIIe Observation. — La nommée Madeleine C... entre à la salle Saint-Denis, le 50 mars 1843, avec une dyspnée asthmatique des plus violentes; cette femme, dont le père était asthmatique, l'est elle-même depuis vingt ans; ses accès lui reviennent presque tous les hivers deux ou trois fois, et durent au moins huit jours. Deux jours avant l'accès, elle éprouve du malaise, de la céphalalgie, la perte d'appétit, les bourdonnements d'oreilles; les yeux deviennent humides, les fonctions digestives sont suspendues, le malaise augmente; elle éprouve le plus ordinairement du coryza, puis la toux et la dyspnée arrivent ensuite. On lui fait prendre habituellement de l'opium, des balsamiques, qui amendent peu à peu son état. Elle est prise de dyspnée le matin seulement de son entrée. Le sifflement de la respiration se fait entendre de loin. La face est pâle, un peu bouffie, les yeux injectés, les lèvres bleues, l'abattement extrême, le pouls peu fréquent, la peau froide et sèche ; la toux est quinteuse, l'expectoration peu abondante, consiste en mucosités fluides ; résonnance exagérée dans toute la poitrine, surtout en avant. Des râles vibrants aigus se font entendre sur tous les points du thorax , palpitations ; les bruits du cœur sont forts, mais ne sont accompagnés d'aucun bruit anormal ; la langue est peu chargée, la bouche amère ; outre le sentiment de constriction qu'éprouvent les asthmatiques au niveau du sternum , celle-ci se plaint d'une pesanteur qu'elle ressent depuis trois jours dans la région épigastrique. Pas de selles depuis quatre jours , flatuosités dans le ventre , la pression produit de nombreux gargouillements. Émétique, 10 centigrammes, sulfate de soude 16 grammes.

Cette malade eut de nombreuses évacuations par la bouche et le rectum. Le soir , à ma visite , je la trouvai très-tranquille , un peu fatiguée par les vomissements ; le lendemain , elle retournait à son dortoir.

Pour obtenir avec l'émétique d'aussi brillants résultats, la complication saburrale est indispensable. Dans les autres cas , les émétiques peuvent produire du bien , en déterminant l'excrétion de la matière catarrhale ; mais l'effet n'est plus aussi remarquable. C'est pour avoir méconnu cette indication que les auteurs, qui ont usé des vomitifs sans en apprécier le véritable mode d'action, signalent de nombreux insuccès, tout en constatant les avantages qu'on en peut retirer.

Ainsi, M. Lefèvre, avait un mauvais estomac ; quoiqu'il ne le dise pas, je le vois en lisant qu'il éprouvait des flatuosités et le ballonnement du ventre ; il ne pouvait prendre de liqueurs alcoolisées. Il devait par conséquent éprouver des embarras de l'estomac et avoir du soulagement avec les vomitifs, c'est ce qui lui est arrivé ; mais la théorie qu'il s'est faite à ce sujet ne lui a pas permis d'en tirer tout le succès désirable, en l'appliquant convenablement, voici comment il explique le bienfait des vomitifs :

« Deux fois je me suis trouvé soulagé par l'emploi de la poudre d'ipécacuanha, prise à dose vomitive. La secousse, qu'occasionnent les vomissements, produit une dérivation salutaire ; L'expectoration critique s'établit, et l'accès est jugé. L'emploi de cette médication, dont on peut obtenir de bons résultats dans quelques cas, doit être subordonné aux nombreuses indications qui peuvent se présenter. C'est surtout chez les sujets lymphatiques replets, à fibres molles, et prédisposés aux affections catarrhales, qu'on pourra les ordonner avec le plus de chances de succès. »

Il est aussi difficile d'admettre cette indication de M. Lefèvre, que de comprendre dans sa théorie comment une secousse, occasionnée par les vomissements, peut produire une dérivation.

Pour nous, l'indication des vomitifs est l'état

saburral des premières voies ; les sujets, auxquels on pourra les administrer avec le plus de chances de succès, sont ceux qui ont un tempérament bilieux.

Chez le même individu le vomitif ne réussira, comme chez notre collègue, qu'une ou deux fois suivant qu'il aura été administré à propos plus ou moins souvent. De nombreuses observations m'ont démontré ce fait ; j'en citerai une que j'ai publiée dans un travail sur l'embarras gastrique : chez ce malade, un accès compliqué de l'état saburral fut guéri en un jour; plus tard un autre accès, sans cette complication, fut traité également par le vomitif, mais cette fois sans succès.

VIIIe Observation. — *Hôpital Necker, salle Saint-Jean, n° 13.*

Le nommé Come Gdéobal, âgé de 28 ans, eut la respiration courte dès sa plus tendre enfance ; arrivé à Paris à l'âge de 20 ans, il ne fut plus oppressé que par accès revenant à des époques assez éloignées, mais avec une intensité très-grande et sous l'influence des causes les plus variées, tantôt après de grandes fatigues, tantôt après un refroidissement, d'autres fois à la suite d'excès de boisson, ou par des temps brumeux et humides, et se terminant toujours par une abondante expectoration de crachats opaques ; accès toujours plus intenses pendant la nuit.

Pendant quatre ans, le seul traitement fut des émissions sanguines dont il reconnaît avoir éprouvé un peu de soulagement sur le moment. Il y a quatre ans, il a eu un accès qui l'a retenu quatre mois à l'hôpital Necker; depuis ce temps il en a eu plusieurs autres aussi graves.

Le 30 août 1844, il entre à l'hôpital dans un état d'orthopnée des plus violents; il est assis sur son lit, appuyé sur ses mains, la tête relevée, la figure pâle, les yeux abattus, la respiration sifflante; râles sibilants dans toute la poitrine, sonorité exagérée; il présente en même temps les signes d'un embarras gastrique bien évident. Je lui fais donner à la visite du soir une potion émétisée. Après des vomissements bilieux, il y eut une expectoration abondante; la nuit fut assez bonne; le lendemain matin, le calme avait reparu; et deux jours après, ce jeune homme était dans un parfait état de santé.

Le 4 octobre de la même année, il revint à l'hôpital, aussi malade qu'au mois d'août. Son accès lui était arrivé après une promenade le soir par un temps humide, sans aucune complication gastrique. Se souvenant du bien-être rapide, que lui avait procuré le tartre stibié, il s'en fit donner une dose par un pharmacien de la ville. Il ne vomit que l'eau qu'il avait prise et après de violents efforts; il ne fut nullement soulagé, il rentra alors à l'hôpital où il a été guéri en cinq jours par l'opium et les expectorants.

2e INDICATION. *Maladies antérieures.* — Les maladies chroniques dont l'asthmatique a été atteint, peuvent fournir de précieux renseignements et des indications précises de traitement. chacun sait que la brusque suppression d'un ulcère, d'un eczéma, produit des accès d'asthme, c'est dans ces cas seulement qu'un exutoire peut produire quelque bien. J'ai vu un homme qui portait un eczéma chronique à la jambe depuis 4 ans, et qui souffrait d'un asthme remontant à une époque plus reculée. Ayant fait usage, d'après mes conseils, de la pommade de goudron contre son eczéma, il fut pris la nuit d'un très-fort accès d'asthme. Je trouvais l'eczéma presque sec, et pensant qu'on pouvait voir là une cause naturelle du retour de la dyspnée, je fis appliquer un emplâtre sur la jambe, tandis qu'avec la pommade de Gondret j'obtenais une vésication plus prompte. Dans la journée, la respiration était complètement à son état normal.

Employés sans cette indication et appliqués comme on le fait souvent sur les parois de la poitrine, les exutoires sont d'un très-faible secours et modifient à peine la marche de la maladie.

La suppression d'un flux hémorroïdal, la

suspension des règles sont encore des indications de même nature qu'on ne peut négliger sans imprudence. Sans avoir d'observations personnelles à citer à l'appui, je crôis qu'il est facile de concevoir les succès qu'ont obtenus plusieurs médecins (Percival, *Essais*), en rappelant l'écoulement.

3ᵉ INDICATION. *Refroidissement.* — Après l'estomac, c'est la peau qui détermine le plus souvent le retour des accès d'asthme, et il est important, dans le cas où la transpiration insensible de la peau a été arrêtée, de la faire reparaître. Pour cela, le meilleur moyen à employer consiste à envelopper le malade dans des couvertures de laine, et à lui faire boire une infusion de thé, dans laquelle on ajoute 15 ou 30 grammes de sirop diacode. Ce moyen réussit quelquefois comme par enchantement. Il se manifeste, au bout d'un temps assez long (deux ou trois heures), une transpiration modérée; la dyspnée diminue et le malade s'endort. Le soulagement doit arriver en même temps que la moiteur, ou peu après : s'il n'en était rien, il faudrait débarrasser le malade de ses couvertures ; une plus longue transpiration ne le soulagerait pas, et pourrait augmenter de beaucoup la durée de l'accès. La transpiration abondante est à redouter parce qu'elle épuise le malade et empêche l'expectoration.

TRAITEMENT DES ACCÈS SUIVANT LES DIFFÉRENTES
ESPÈCES.

1ʳᵉ ESPÉCE. *Asthme humide ou séreux*. — Dans les cas qui composent ce groupe, l'oppression est produite par l'abondance de la matière catarrhale; le but que se proposera le médecin, sera, 1° de faciliter l'expectoration, 2° de modérer la sécrétion bronchique, en même temps qu'on tâchera de donner plus de fermeté aux tissus, plus de richesse au sang, plus d'énergie à l'organisme. Les meilleurs expectorants dans ces formes d'asthme et pendant le paroxisme sont incontestablement les vomitifs à petites dôses et surtout l'ipécacuanha ; la matière catarrhale est facilement détachée de la muqueuse bronchique, quelques efforts de vomissements suffisent pour en provoquer l'expectoration. La meilleure forme d'administration est de donner, toutes les heures, 15 ou 20 centigrammes d'ipécacuanha dans 60 grammes d'eau fortement vinaigrée. L'acide acétique jouit d'une propriété astringente dont nous avons dit l'utilité, celle de resserrer les pores de la muqueuse bronchique et d'empêcher un travail de sécrétion exagéré. L'émétique réussit également très-bien à la dose de 5 centigrammes dans une potion de 250 grammes qu'on fait prendre par cuillerée toutes les heures. J'ai souvent obtenu de bien bons résultats de cette formule à laquelle il faut ajouter un peu de sirop simple. La scille qu'on administre comme diurétique dans la 2ᵉ espèce, est aussi un très-bon expectorant, et, unie aux acides, elle forme le médicament favori de Robert Brée :

Teinture de Scille. . . 10 gouttes.
Acide Nitrique. . . . 6 gouttes.
Extrait de Jusquiame . 15 centigrammes.
Eau Pure . . . . . 90 grammes.

A ces moyens qui sont les plus efficaces, il en faut joindre d'autres qui réussissent quelquefois très-bien : l'ammoniaque à l'intérieur ou en vapeur, ainsi que nous l'avons dit, la fumée de plantes narcotiques acres, tabac, stramonium, etc ; mais nous ne saurions trop recommander de garder cette médication pour les cas graves. Certains asthmatiques, heureux d'être soulagés, s'attachent à ce moyen, dont ils usent continuellement et au détriment de leur santé générale.

Les révulsifs énergiques sont employés quand les premiers moyens ont été impuissants.

La seconde condition à remplir quand l'expectoration est arrivée, est d'obvier au relâchement des tissus, de faciliter l'absorption, de tonifier l'organisme. Pour atteindre ce but, les meilleurs moyens sont les acides, les toniques, les ferrugineux qu'on administre dans l'intervalle du paroxisme. Les acides employés avec le plus de succès, sont l'eau vinaigrée donnée en boisson, l'eau de Rabel, le vinaigre scillitique. Les toniques seront aussi administrés en tisane : le polygala, le lierre terrestre, le café, dont le malade retire quelquefois un grand soulagement. Le quinquina doit être administré sous forme d'extrait uni au sulfate ou au carbonate de fer, on y associe un peu de rhubarbe, pour éviter la constipation que ces remèdes peuvent produire. Les poudres absorbantes, magnésie, carbonate de chaux, réussissent quelquefois, mais beaucoup moins bien que dans la 5e espèce. Quand, le soir, les premiers symptômes du paroxisme se feront sentir, il faudra revenir à l'ipécacuanha donné à petites doses.

Les diaphorétiques ne réussissent pas très-bien dans cette espèce, pas plus que les opiacés. Les premières affaiblissent inutilement le malade et rendent les efforts d'expectoration souvent impuissants à débarrasser la poitrine. L'opium congestionne quelquefois le poumon, et m'a paru favoriser le développement des pneumonies que nous avons dit compliquer souvent cette forme d'affection catarrhale.

2e Espèce. *Asthme sec.* — Nous savons que dans les paroxismes de cette espèce d'asthme, l'oppression est due à l'extrême viscosité de la matière catarrhale, beaucoup plus qu'à son abondance. Il faut donc combattre cette propriété plastique des mucosités, employer, dès le début de la crise, les diaphorétiques salins et antimoniaux, les boissons chaudes, légèrement excitantes, comme le thé, l'hysope, etc., etc., couvrir un peu le malade. Si ces moyens doivent réussir au bout de quelque temps, il se fait une détente générale ; la peau qui était sèche devient humide, les muqueuses se lubrifient, les crachats denses et imperméables se ramollissent, se déplacent, et l'expectoration devient possible ; elle est même facile toutes les fois que le crachat a perdu suffisamment de sa viscosité. Les sels antimoniaux ont le double avantage de provoquer cette détente générale et en même temps de modifier d'une manière remarquable la sécrétion bronchique : aussi doivent-ils être employés de préférence à tout autre moyen. L'émétique est sans contredit le plus actif de ces sels, et doit être employé à hautes doses et associé à des narcotiques, de manière à ne pas provoquer immédiatement les vomissements; les préparations mercurielles pourraient produire le même effet sur la viscosité de la matière catarrhale, mais l'effet en est beaucoup plus lent, et elles ne doivent être employées que pour diminuer l'intensité d'un prochain paroxisme.

D'autres substances peuvent faciliter la sécrétion des glandes sous-muqueuses et concourir au ramollissement des crachats. Nous avons dit que les narcotiques, pris à l'intérieur, ont la propriété de déssécher les muqueuses; mais sous forme de vapeur, ils deviennent des excitants de la sécrétion bronchique et sont employés avec avantage dans le but dont nous parlons. Il est certain que l'asthmatique facilite très-souvent l'expectoration, en fumant quelques parcelles de tabac, de datura ou de belladone.

Dans la seconde période du paroxisme, quand la matière catarrhale se détache facilement des membranes muqueuses, nous nous trouvons, quant à l'expectoration, vis-à-vis les mêmes nécessités que dans la première espèce; c'est alors que l'ipécacuanha à petites doses, unie à l'opium, fait merveille. L'ipécacuanha provoque l'expulsion des matières sécrétées, et l'opium s'oppose au retour des accidents par son action sur la muqueuse; c'est aussi à ce moment qu'on peut employer l'ammoniaqué, soit à l'intérieur en potion, soit sous forme de vapeur, suivant la méthode de M. Ducros; avant ce moment, ces moyens énergiques resteraient, comme tous les expectorants, complètement impuissants.

Quelquefois, pendant un accès d'asthme, il n'y a pas d'intervalle parfaitement marqué entre les paroxismes; la dyspnée est continue, s'exagère par moments, mais ne disparaît pas complètement; dans ces circonstances qui indiquent que le mucus visqueux se reproduit à mesure que les efforts de toux en débarrassent les bronches, la médication doit varier et doit avoir pour but surtout de modérer la sécrétion bronchique. L'opium est certainement le moyen le plus actif pour arrêter les sécrétions catarrhales, soit de l'intestin, soit des bronches, et son effet est quelquefois immédiat. Il faut l'administrer à l'état d'extrait et en pilules. Point de potions, point de sirops, ni d'éther ; toutes ces choses sont plus nuisibles qu'utiles, la dose est ordinairement de 5 à 15 centigrammes dans les 24 heures.

Dans cet état de choses, les diaphorétiques ne peuvent être continués, on les remplace très-avantageusement par les sels alcalins qui ont une propriété dissolvante, très-remarquable sur les mucosités en général. On donne, tous les matins, en plusieurs doses, dans une très-petite quantité d'eau, 1 gramme de bi-carbonate de soude.

Enfin, il est un troisième moyen qu'il ne faut pas négliger, et qui, dans ces cas particuliers de la 2ᵉ espèce, jugulent très-souvent l'accès : ce sont les diurétiques. Robert Brée les repousse d'une manière trop générale, en disant qu'aucune évacuation critique n'est plus utile que celle de l'expectoration ; Celse, en émettant un avis contraire, n'est pas plus dans le vrai, quand il dit : *Prosunt etiam quæcumque urinam movent*. En effet, dans les asthmes de la 1ʳᵉ espèce, les diurétiques ne sont jamais utiles ; mais, dans ceux de la seconde espèce, il n'en est pas de même. Il est certain qu'au commencement des crises (dans cette deuxième espèce), les urines sont limpides et décolorées; à la fin, au contraire, elles deviennent très-bourbeuses, chargées d'acide urique en poussière. Faciliter cette excrétion, c'est évidemment aider à la terminaison de la crise; j'avoue que les diurétiques sont impuissants à réaliser ce bien lorsque l'accès se compose de paroxismes et d'intermittences bien marqués, mais lorsque l'accès ne se termine pas au bout de 4 ou 5 jours, que les intermittences disparaissent, et que l'oppression se prolonge, les diurétiques agissent avec succès, provoquent la sécrétion d'urines surchargées de sels, et font cesser les symptômes de l'asthme. Ce résultat se comprendra d'autant mieux que nous savons que cette espèce d'asthme a beaucoup de points de parenté avec la goutte et la gravelle; que, dans ces trois maladies, la fin de l'accès coïncide toujours avec une sécrétion abondante de sels que charrie habituellement l'urine, et que, favoriser cette élimination, c'est avancer le terme de la guérison. Je ne citerai pas tous les diurétiques minéraux ou végétaux qu'on peut administrer, j'indiquerai seulement celui qui m'a paru réussir le mieux : c'est le colchique. Je donne habituellement soit la teinture de colchique, soit l'eau médicinale d'Husson, soit le spécifique antigoutteux de Want, à la dose de 20 à 50 gouttes le premier jour, dans un verre de tisane de pariétaire; on augmente ensuite la dose qu'on peut élever jusqu'à une cuillerée à café, sans inconvénient, en augmentant proportionnellement la quantité de tisane.

Dès que les urines chargées apparaissent, la matière bronchique est expulsée pour ne plus se reproduire, et ces deux phénomènes se suivent tellement qu'il est impossible de ne pas saisir la relation qui existe entre eux.

Après le colchique, c'est la scille que je dois signaler à cause de la manière flatteuse dont en parlent les auteurs; mais je l'ai peu employée, et ne pourrai que répéter ce qu'en ont dit Floyer, Robert Brée et autres.

Je n'ai pas besoin de dire que je parle des cas d'asthme qui ne présentent pas de complications; nous avons vu, par exemple, que, si un asthme est accompagné d'hydropisie, les diurétiques doivent être employés, quelle que soit l'espèce de la maladie primitive.

Dans cette espèce comme dans la précédente, le traitement doit changer pendant l'intermittence; il ne s'agit plus en effet de modifier les propriétés physiques de la matière sécrétée, ni d'en provoquer l'expectoration, mais bien de tâcher d'éviter un nouveau paroxisme, en arrêtant le flux catarrhal. Pour y parvenir, nous nous garderons bien d'employer les agents que nous avons recommandés dans la première espèce : les ferrugineux, les acides, les toniques; nous aurions peu de chances de succès. Les stimulants seuls conviennent dans ces deux cas, comme boisson : le café, l'infusion de gingembre, etc. Mais le médicament par excellence, c'est l'opium, à la dose de 10 centigr. dans la journée ; on peut faire prendre avec avantage en même temps que l'opium, du calomel à doses fractionnées, le bi-carbonate de soude, à la dose de 2 ou 5 grammes dans les 24 heures. Si ces moyens ne réussissent pas complètement et que, le soir, le malade ressente les signes avant-coureurs d'une crise même légère, il doit immédiatement associer l'ipécacuanha à l'opium ou fumer quelques feuilles de datura et agir comme nous avons dit précédemment.

5e Espèce. *Asthme gastropathique.* — Nous avons dit que cette espèce se distinguait des deux autres, non point par les symptômes propres à la maladie, mais par le désordre des fonctions digestives qui venaient s'y joindre et nécessitaient une médication spéciale. Il faudra donc combattre d'abord l'affection intestinale qui existera, gastralgie, embarras gastrique, dyspnée pituiteuse, arrêt de la sécrétion biliaire, saburres intestinales, constipation opiniâtre, etc., et employer, suivant chacune de ces maladies, les vomitifs, les calmants, les poudres absorbantes, les mercuriaux, les purgatifs, etc.; quant à l'asthme, s'il n'a pas disparu complètement avec l'état pathologique qui en avait favorisé le développement, il est devenu beaucoup moins intense et surtout beaucoup plus facile à enrayer. Il faudra agir alors suivant que les symptômes se rapprocheront de ceux de la première espèce ou de ceux de la seconde.

Pendant l'intermittence, si les symptômes gastriques ont persisté ou reparaissent, il faut continuer à les combattre énergiquement ; s'ils n'existent plus, il ne faudra plus s'occuper que de l'asthme, et suivant sa forme, sèche ou humide. Il y a certains médicaments qui sont appropriés aux deux maladies à la fois ; ainsi, quand la gastralgie flatueuse existe, l'éther et les stimulants unis à l'opium réussissent très-bien ; lorsque l'asthme humide est lié à un état maladif du foie, avec hypersécrétion de la bile, les acides minéraux à hautes doses sont employés avec succès ; lorsque le même asthme est accompagné de la dyspnée pituiteuse, les absorbants devront être préférés. On voit qu'en présence de chaque cas, le médecin aura à choisir, dans les différents systèmes de médication que nous avons présentés, le médicament qui lui paraîtra le plus propre à soulager son malade.

Quand on est parvenu à modérer l'intensité du paroxisme, à faire cesser l'oppression, il faut bien se garder de croire le malade débarrassé ; il faut persister, pendant 4 ou 5 jours, à administrer les médicaments qui ont produit le soulagement, parce que les accidents peuvent se reproduire d'un moment à l'autre ; la maladie est comprimée mais elle n'est point détruite, le malade le sent très-bien , il n'a pas repris son appétit, sa gaîté, il doit toujours être traité.

Il en est de l'accès comme du paroxisme, la disparition de la crise n'est qu'une guérison temporaire ; au moindre écart de régime, au plus léger refroidissement, la maladie reparaît avec tout son cortége. Il faut donc ne pas s'arrêter sur le succès passager qu'on a pu obtenir, et chercher le moyen d'éviter le retour de ces crises. Pour cela, il faut étudier les conditions qui président au développement de cette maladie, et trouver dans son étiologie les indications thérapeutiques qui devront assurer le triomphe de l'art.

CURE RADICALE DE L'ASTHME.

L'histoire de l'asthme nous apprend que cette affection n'est point primitive et qu'elle est toujours liée à ·un désordre fonctionnel, soit des organes digestifs, soit des organes de sécrétion. Nous avons établi une espèce spéciale qui renferme tous les asthmes qui, dans leur étiologie, paraissent liés à un état de souffrance des organes de nutrition, soit du tube gastro-intestinal, soit de ses annexes. C'est une espèce parfaitement précisée par l'ensemble des symptômes, plus encore sous le rapport thérapeutique, et pour nous la guérison de cet asthme ne sera possible qu'autant que l'affection abdominale ne sera pas au-dessus des ressources de l'art. Les deux autres espèces sont sous la dépendance des sécrétions de la peau et des reins, la première, plus exclusivement sous celle de la peau; la seconde est influencée par les deux à peu près également. Nous devons donner quelques explications à ce sujet. Lorsque l'homme est arrivé à l'âge où l'on voit le plus ordinairement l'asthme se produire, à l'âge mur, il se fait dans l'économie un travail d'élimination incontestable, la nature tend à diminuer continuellement la masse de matières organiques dont se compose le corps, et que la

nourriture renouvelle sans cesse proportionnellement à l'âge : c'est-à-dire, qu'à mesure que
l'homme avance vers le terme de sa vie, il voit
l'élimination l'emporter de beaucoup sur la
réparation. Cette élimination de matière organique se fait par les urines et la sueur qui
charrient une quantité d'urée d'acide urique, de
mucus, etc., d'autant plus considérable que le
sujet est plus âgé.

Cette loi naturelle de décomposition souffre
quelques exceptions ou plutôt quelques modifications qui résultent du genre de vie des uns, de la
constitution des autres ; tel individu sécrètera par
la peau et les reins beaucoup plus d'acide urique
qu'un autre homme de son âge, parcequ'il mènera
une vie sédentaire, tout en mangeant beaucoup,
parce qu'il aura reçu héréditairement une riche
constitution, une aptitude à l'assimilation, à la
réparation que d'autres n'ont pas. Également une
nature peu riche, réparant avec difficulté, un corps
exposé aux fatigues, à la vie pénible des champs,
à peine suffisamment nourri, aura bien peu de
matière organique à excréter pour obéir aux
exigences de la loi ; que, chez ce dernier, la peau
vienne à fonctionner mal, il pourra éprouver
différentes maladies qu'il est inutile d'énumérer,
mais si le mal se porte sur la muqueuse des petites
bronches, il aura un asthme humide (première
espèce) : c'est-à-dire que la matière qu'il expec-

torera sera abondante, sera muqueuse. Chez l'homme à constitution plus riche, le mal prenant la même direction, déterminera un asthme sec : c'est-à-dire une expectoration peu abondante de matière presque solide, visqueuse, etc.; que, chez les mêmes individus, le mal, au lieu de se porter sur les muqueuses bronchiques, se porte ailleurs, sur les tissus blancs, par exemple, chez l'un vous aurez un rhumatisme, chez l'autre un accès de goutte; sur la muqueuse des voies urinaires, le premier aura un catarrhe plus ou moins intense, le deuxième une crise de gravelle. C'est un fait d'observation que je cite sans vouloir entrer dans la discussion du principe qui en résulte, et à cette seule fin de faire bien comprendre les règles de ce traitement que nous allons exposer. Ajoutons encore que le défaut d'excrétion de matière organique par les urines jouera un rôle important dans le développement de la deuxième espèce d'asthme. Y a-t-il, dans la composition de ces crachats caractérisés par leur densité et leur viscosité, l'explication de cette substitution, c'est ce que la chimie ne nous a pas encore dit. Contentons-nous, en attendant, de l'observation qui nous indique encore, dans ce cas, comment nous devons chercher à guérir.

Il faudra donc, pour entreprendre la cure d'un asthme, étudier à laquelle de ces causes on doit rapporter la maladie, préciser le trouble fonctionnel sous l'influence duquel la sécrétion catarrhale a commencé à se manifester. Nous avons dit que ces causes étaient au nombre de trois : la suppression des fonctions de la peau, le défaut d'excrétion par les urines de sels ou matières organiques, les désordres des fonctions digestives. Notre thérapeutique générale devra donc chercher à régulariser ces fonctions par tous les agents que la matière médicale met à notre disposition, tout en tenant compte de la maladie elle-même. Nous devrons donc, suivant les indications, agir sur la peau, sur les reins, sur le tube gastro-intestinal, et dans ce but, plusieurs méthodes de traitement ont été proposées.

Chez la plupart des asthmatiques, vous trouverez la peau d'une sensibilité extrême aux variations de l'atmosphère. Je ne rapporterai pas des exemples de ces susceptibilités bizarres, ils sont inutiles pour les médecins qui en ont observé; aux autres, ils paraîtraient invraisemblables. Comment admettre qu'un homme puisse s'enrhumer en se tenant quelques instants près d'une croisée fermée ou en défaisant quelques boutons de son gilet. Comme des faits de ce genre sont très-communs, il sera facile de se convaincre de leur réalité.

De tous les moyens recommandés pour fortifier la peau et lui faire perdre cette dangereuse sensibilité, le plus sûr et le plus facile à employer est l'eau froide ; elle produit sur la peau une réaction des plus favorables, et il est rare qu'après deux ou trois jours de traitement le malade ne commence pas à apercevoir une grande amélioration.

Ce moyen a été peu employé en général, à cause de la répugnance qu'il inspire au vulgaire, pour lequel le froid et le rhume sont choses identiques. Beaucoup de médecins partagent ce préjugé et sont persuadés que le malade sortirait du bain avec une quinte de toux. Il n'en est rien. Le bain froid, convenablement administré, détermine une bienfaisante réaction vers la peau, dont les fonctions s'accomplissent alors convenablement, et l'homme le plus susceptible peut, après son bain, s'exposer sans crainte au froid humide.

Robert Brée, qui a essayé de tous les moyens de guérir l'asthme, dit : « Beaucoup d'auteurs ont recommandé les bains froids dans l'asthme, et je crois que dans l'absence du paroxisme *il n'est pas de remède plus efficace dans toutes les espèces d'asthmes.* » Robert Brée en fit usage lui-même, et c'est surtout à ce moyen qu'il dut de recouvrer la santé. Il en fit prendre à beaucoup de ses malades, entr'autres à un homme malade depuis dix ans et qui avait dix à douze accès par an. Au bout de quelque temps, il fut complètement guéri, et depuis il a joui d'une bonne santé.

Pour que l'effet soit certain, il faut que le remède soit convenablement employé. L'eau doit être employée sous forme d'affusion, aussi froide que possible (10 ou 12 degrés au-dessus de zéro), et seulement pendant quelques minutes. On a un seau ou baquet en zinc de deux pieds et demi de diamètre, percé au milieu d'un trou, dans lequel on visse un robinet; ce robinet se termine par une pomme d'arrosoir. Lorsqu'on ouvre le robinet, l'eau sort sous forme de pluie, mouille tout le corps et tombe dans un baquet dans lequel vous vous êtes placé; un rideau circulaire, en toile cirée, s'adapte autour du seau en zinc qu'on fixe à un coin de cabinet, à six pieds au-dessus du sol. S'il est impossible de se procurer ce très-simple appareil, on le remplace par un baquet à moitié plein d'eau froide, et une grosse éponge avec laquelle on se mouille le corps à plusieurs reprises.

Pour que cette immersion soit profitable, il ne faut pas la prolonger trop long-temps. Suivant la température de l'eau, une, deux, quatre ou cinq minutes suffisent. La première impression est une oppression pénible, mais de courte durée. Cette oppression disparaît et le malade supporte beaucoup mieux qu'il ne le pensait cette basse température; aussitôt qu'il frissonne, il faut cesser, l'habiller vite et assez chaudement. Le bien-être qu'on éprouve alors est immense, et au bout de quelques jours on a de la peine à se passer de l'immersion froide; en se levant, on se fait une habitude de la douce excitation que détermine le froid sur la peau, de l'activité qu'elle procure. Je connais un vieillard de 72 ans, guéri de l'asthme depuis 10 ans par ce moyen, et qui, par plaisir, continue à l'employer. Je cite l'âge de ce malade pour aller au-devant de l'objection qui pourrait être faite à ce sujet. Notre honorable collègue, M. Foville, me citait le cas d'un homme de 70 ans qu'il a radicalement guéri, par ce moyen, d'un asthme des plus rebelles, et qui lui laissait à peine quelques jours de repos dans l'année.

Je pourrais rapporter à l'appui bon nombre d'observations. Je me contenterai d'indiquer celle d'une dame, chez laquelle il y avait déjà commencement d'hydropisie, madame de G***, âgée de 50 ans. Cette dame, grasse, de tempérament lymphatique, fut prise tout-à-coup d'un gros rhume à la suite duquel elle éprouva de fortes dyspnées asthmatiques. Ses parents n'étaient point asthmatiques, et elle s'était toujours jusqu'alors bien portée. Depuis cette époque les accès sont devenus très-fréquents, et depuis deux ans la dyspnée était continuelle, accompagnée d'une abondante expectoration. Infiltration des paupières inférieures, œdème aux pieds. Cette dame qui avait fait tous les traitements imaginables, commença les immersions froides le 20 avril. Deux mois après, elle était guérie, et put aller fortifier sa santé aux bains de mer. Depuis 2 ans, elle ne quittait pas la chambre.

Un de mes amis s'est soumis, d'après mes conseils, aux immersions froides pour une dyspnée asthmatique, précédée de bronchite aigue, qui lui donnait les plus vives inquiétudes. Sa peau, d'une extrême sensibilité alors, lui permet aujourd'hui de braver les temps les plus froids et les plus humides.

Il ne suffit pas toujours de fortifier la peau et de lui rendre son énergie fonctionnelle; il faut encore, pour rétablir l'harmonie, provoquer des transpirations abondantes. Les bains de vapeur sont aussi mauvais pour l'asthme que les bains chauds, parce qu'ils augmentent cette fâcheuse susceptibilité de la peau dont nous avons parlé. Il faut alors faire précéder l'immersion froide d'une transpiration abondante, qu'on obtient en enveloppant le malade dans une couverture de laine, le couvrant bien, lui faisant boire un verre ou deux d'eau fraîche à petites gorgées. C'est l'hydrothérapie que je n'ai point à décrire ici, mais que j'indique comme souverain pour les cas dans lesquels les simples immersions froides sont insuffisantes. Du reste, la plupart des médecins de Paris sont éclairés aujourd'hui sur ce puissant moyen. M. le Docteur Robert Latour m'a communiqué plusieurs faits intéressants, entr'autres celui qui a trait à un vieillard de 80 ans qui fut guéri dans le mois de janvier, A ces moyens puissants il faut en ajouter d'autres qui sont très-utiles, quoique moins énergiques : les frictions sèches avec une brosse de laine, les lotions d'eau légèrement ammoniacale. Les bains sulfureux modifient avantageusement la peau, et bon nombre d'asthmatiques reviennent guéris des bains sulfureux des Pyrénées. Malheureusement la mauvaise odeur ne permet pas au malade de continuer l'usage de ces bains, et l'effet n'est pas assez durable pour qu'on puisse cesser complète-ment. Je préfère l'eau froide à cause de cela, parce que, si elle est moins active, elle peut être employée plus long-temps et assurer ainsi la gué-rison d'une manière plus certaine.

Ces bains et frictions ne tardent pas à tonifier la peau et à rétablir ses fonctions. Elle devient en même temps plus perméable à la transpiration et plus insensible aux variations athmosphé-riques; mais il est bon de la protéger encore par des vêtements de flanelle, dont la constante action aidera aux bienfaits du traitement.

Si tous ces moyens conduisent au même but, ils ne sont pas tous également avantageux dans tous les cas; il est évident que certaines circons-tances devront faire pencher tantôt pour l'un de ces agents, tantôt pour l'autre : chez un asthma-tique atteint de dartres ou qui en a eu autrefois, les bains sulfureux réussiront mieux que les bains et immersions froids ; ce sont des indications que le médecin ne peut négliger, et qu'on ne doit recommander que d'une manière générale.

Le second but qu'on doit se proposer dans la cure radicale de l'asthme, c'est, avons-nous dit, de régulariser les fonctions urinaires. Les diurétiques préférables à cette intention, seront ceux qui ne peuvent nuire à l'estomac ; aussi faut-il renoncer aux médicaments qu'on emploie habituellement pendant l'accès, et dont l'usage prolongé serait très-contraire à cet organe : les sels de nitre, la scille, la digitale, etc., etc.; sous leur influence, l'appétit se perd, la nutrition se fait mal, l'état cachectique augmente, l'hydropisie se forme et le mal devient incurable.

Les préparations, qui, d'une manière générale conviennent le mieux, sont celles dans lesquelles il entre de la magnésie et de la chaux ; elles ont l'avantage d'être un diurétique puissant et de convenir parfaitement aux nombreux asthmatiques, atteints de gravelle. On sait que ces substances sont fort recommandées par Whytt, Brande, etc., qu'elles sont la base du fameux spécifique de Mlle Stevens contre la gravelle, et qu'elles sont parfaitement tolérées par l'estomac dont elles activent même les fonctions. Robert Brée faisait prendre ordinairement un gros de carbonate de chaux dans une tasse ou deux de camomille, le matin à jeun. Nous employons de préférence les eaux minérales qui tiennent ces sels en dissolution avec un excès de gaz acide carbonique. Il faudra choisir l'eau d'après la constitution du malade. Chez un graveleux, les eaux de Pougues en France, de Bath en Angleterre, de Seltz en Allemagne, sont préférables à toute autre; les eaux du Mont-d'Or conviennent aux asthmatiques qui sont constamment malades et dont l'expectoration est rendue difficile par la grande viscosité des crachats; les eaux de Pyrmont, de Spa, seront conseillées à ceux dont le traitement exige l'emploi du fer.

A ces eaux minérales qui ont l'avantage de pousser aux urines et en même temps de satisfaire à certaines indications spéciales, nous devons ajouter les eaux sulfureuses dont nous avons déjà énuméré les bienfaits.

Les fonctions de l'estomac jouent, suivant nous, un rôle si important dans le développement de l'asthme, que nous avons créé une variété, sous le nom d'asthme gastropathique, pour les cas qui sont liés au trouble de ces fonctions; nous avons indiqué les symptômes gastriques qui la caractérisent : les flatuosités, les acidités, les pesanteurs, la difficulté à digérer; c'est dire qu'il faudra employer les absorbants, les alcalis, les toniques, les excitants légers. Je n'ai point à examiner la thérapeutique des maladies gastriques, je dois seulement indiquer l'usage des sels de chaux, de magnésie, de soude, de potasse, de bismuth dont nous avons déjà parlé, l'emploi des amers, la gentiane, le colombo, le quassia, l'extrait de genièvre, de quinquina, auxquels on associe le traitement propre de l'asthme. Citons deux exemples :

IX⁰ Observation. « M. S**, âgé de 38 ans, quitta Londres et fut habiter le comté d'Hertford à cause des attaques d'asthme dont il était affecté depuis plusieurs années. Il attribue sa maladie au froid dont il fut saisi dans un lieu public, lorsqu'il était en sueur, mais il avait été auparavant sujet à de fréquentes indigestions ; et le premier paroxisme survint après un dîner copieux, dans lequel il but beaucoup de vin. Il s'était conduit d'après divers avis, et s'était conformé aux prescriptions de médecins d'une grande réputation, mais sans aucun résultat avantageux. Il est toujours affecté d'asthme convulsif, et dit que la campagne n'est préférable à la ville que parce qu'il peut y être plus tranquille et plus à l'abri des séductions du plaisir, mais il pense d'un autre côté qu'il est trop exposé au froid. Il n'a pris d'autres médicaments que de l'éther, de l'opium et de l'ipécacuanha pendant les accès. Les paroxismes sont revenus toutes les trois semaines en hiver. Il en a été moins affecté dans les temps chauds. Il expectore à la fin des accès, il a quelquefois la diarrhée. La respiration est bruyante durant les attaques, et la dyspnée se présente fréquemment, mais non constamment dans leur intervalle; on lui a conseillé de suivre un régime convenable, mais il s'en est écarté souvent. Il a beaucoup maigri; les selles sont plus fréquentes que dans l'état normal. Le pouls est régulier. Si le malade mange des légumes ou boit de la bière, il est sûr d'éprouver des vomissements, de la dyspnée et d'être exposé au paroxisme. Le 10 mai, je reçus ces détails sur ce malade et pensai que les premières voies étaient particulièrement faibles et dérangées en raison de quelques imprudences. Je recommandai de porter une grande attention sur le régime, et de prendre l'exercice du cheval. Je prescrivis deux grains de rhubarbe avec le carbonate de chaux et le gingembre, à prendre deux fois par jour, avec une infusion de quassia.

» 20 Juin, le malade a eu une attaque; le désordre de l'estomac est diminué; mais le médicamment a produit un effet purgatif que je ne désirais pas. J'ordonnai dix grains de carbonate de fer et trois grains d'ipécacuanha à prendre deux fois par jour avec une infusion de quassia. Après quelque temps, il prit le carbonate de fer seul. Il eut une légère attaque en décembre, mais c'était la seule qu'il eût éprouvée depuis qu'il prenait le carbonate de fer. Il prit les bains froids, et 2 ans après, il était en bonne santé. » (Robert Bréc.)

Xe Observation. Mme N. a habité la Suisse
jusqu'à l'âge de 30 ans et y a toujours joui d'une
bonne santé. Son père était asthmatique. Depuis
qu'elle a quitté son pays, elle est souffrante. Elle a
eu des douleurs d'entrailles, de fréquents embarras gastriques, trois fois de la jaunisse, l'estomac
digérait fort mal, elle s'est soumise à une diète
qui a augmenté son mal, l'a fait maigrir et l'a
rendue chloro-anémique. Des douleurs de reins
sont survenues, et elle crut avoir une affection de
l'utérus pour laquelle on l'a traitée pendant deux
ans. Depuis 6 ans elle a conservé les mêmes douleurs de reins qui sont beaucoup plus intermittentes, et de plus elle éprouve de violents accès d'asthme sec. Elle tousse par quintes, et expectore
durant ses accès quelques crachats le matin, qui la
soulagent un peu. Je ne l'ai point vue pendant
l'accès. Dans un des intervalles où j'ai examiné
la malade, la respiration était tranquille, l'état
général bon. Elle souffrait des reins. Je demandais
à la malade d'examiner ses urines et elle apprit
pour la première fois qu'elle rendait du sable,
probablement depuis qu'elle avait ses douleurs
de reins. La langue est blanche, l'appétit presque
nul, le ventre souple, mais douloureux au
toucher, le foie un peu développé. L'utérus
est très-sain. L'estomac est très-susceptible ;
quelques gouttes de vin, ou d'une matière acide,

suffisent pour déterminer sur-le-champ de grandes douleurs de reins ou bien un paroxisme d'asthme. Si c'est un accès d'asthme qu'elle doit avoir, elle a de la pesanteur à la tête, des renvois acides et brûlants, le ventre se ballonne, l'oppression commence alors deux ou quatre heures après ces premiers signes précurseurs, et c'est au milieu de la nuit qu'elle a toute son intensité.

Le 2 février, je conseille une demi-bouteille d'eau de Pougues, un gramme d'extrait de quinquina et d'extrait de genièvre à prendre le matin, une heure avant le déjeûner; le soir, avant de se coucher, un demi-gramme de magnésie en poudre, contenant dix centigrammes de rhubarbe torréfiée.

Cette médication fut continuée pendant un mois, mais en portant la dose d'eau de Pougues à une bouteille. Elle n'eut pas d'accès. Je retranchai la magnésie à cause d'un peu de diarrhée, et quinze jours après elle commençait les immersions froides auxquelles elle ne consentit qu'à cause du succès du traitement que je lui avais conseillé.

Depuis février dernier, cette dame n'a eu qu'un accès, et voilà dix mois qu'elle n'en a pas éprouvé. Elle a continué jusqu'à présent l'eau de Pougues et les immersions froides. Elle rend toujours du sable, mais les douleurs sont à peine sensibles. Elle a encore besoin de beaucoup de soin dans son régime, et je lui en conseille un très-sévère.

Ces deux observations nous montrent la forme

gastro-pathique, compliquant les deux autres formes : la catarrhale humide, et celle d'origine graveleuse. Nous voyons qu'à cause de cette indication, le fond du traitement a été à peu près le même dans les deux cas, et que ces deux malades peuvent être considérés comme ayant été guéris. Ces deux exemples font bien comprendre comment il faut diriger le traitement, et nous pouvons affirmer que, dans tous les cas où l'on aura bien classé l'espèce d'asthme à laquelle on veut porter remède, on sera sûr de la guérir ou du moins d'éloigner tellement les accès que le malade se trouvera dans la position générale des hommes, qui tous ont de temps à autre quelque malaise qu'il est difficile de prévenir.

Si donc nous rappelons brièvement les règles de traitement que nous avons posées dans les différentes variétés d'asthme, il nous sera aisé de résumer la ligne de conduite que nous croyons devoir suivre pour guérir ces variétés d'asthme.

Asthme humide. La cause essentielle de cette maladie est une pléthore séreuse, un état lymphatique, soit héréditaire, soit acquis, qu'il faut combattre par tous les moyens que la pharmacie met à notre disposition : les martiaux et les amers. S'il y a indication, agir sur la peau avec les immersions froides, les bains sulfureux, ou bien sur les urines avec les eaux minérales diurétiques.

Si l'estomac est malade, insister d'abord sur les moyens que nous avons indiqués pour cet effet : c'est-à-dire, combattre les troubles fonctionnels de cet organe, les maladies du foie, etc.

Asthme sec. Nous avons ici affaire à des constitutions sèches, à des hommes atteints de gravelle ou de goutte ; le traitement n'est plus le même, il faut agir plus spécialement sur la peau, par les moyens que nous avons indiqués, bains sulfureux, hydrothérapie, etc., favoriser la sécrétion de l'urine par l'usage habituel des eaux minérales, tout en combattant, par les moyens indiqués, le catarrhe des bronches, et en surveillant les complications gastriques qui peuvent se présenter.

Asthme gastro-pathique. L'indication est de guérir l'estomac dont la souffrance amène le retour des accès ; le traitement consiste, dans la grande majorité des cas, à saturer par les alcalis, chaux, magnésie, soude, les acides qui se trouvent à l'état libre dans l'estomac, à soutenir les fonctions de cet organe avec les toniques amers, quinquina, genièvre, gentiane, colombo, quassia, etc., etc. ; s'il y a lieu, quelques purgations légères avec la rhubarbe et le calomel, car le ventre doit toujours être tenu libre pendant le traitement. C'est dans cette espèce que le goudron produit les meilleurs effets ; il a l'avantage d'agir en même temps sur le catarrhe et sur l'estomac malade. Le traitement devra, bien entendu, se modifier, si le catarrhe est humide (première variété), s'il est sec (deuxième variété); ces complications sont en effet fréquentes, il est rare que la maladie ait toujours ses caractères spécifiques bien tranchés, sans avoir quelque lien qui la rattache à l'une des deux autres variétés. Toute la difficulté du traitement est là. Tel asthme bien franchement humide, bien traité en conséquence, ne guérira pas parce qu'on aura négligé une complication gastrique, qu'on a crue insignifiante, et qui, comme une épine cachée, entretient le mal et paralyse nos efforts. C'est en omettant cet examen attentif, qu'on traite les asthmatiques sans principes, et par conséquent sans succès, et qu'on dit alors que le mal est incurable.

Si, abusés par l'hypothèse que l'asthme est une affection spasmodique, vous vous obstinez à donner de la valériane, du camphre, etc., etc., à un malade atteint de pléthore séreuse, de gravelle ou de dyspepsie, dont le catarrhe asthmatique n'est que la conséquence, évidemment vous n'obtiendrez aucun résultat satisfaisant; aussi est-il tout naturel de voir tous les partisans des doctrines nerveuses que nous avons combattues, depuis Willis jusqu'à M. Lefèvre, affirmer « que l'art, dans l'état actuel, ne possède pas de moyens capables de guérir l'asthme. » (Lefèvre, p. 120).

Ceux, au contraire, qui ont mieux connu cette maladie, qui, tout en admettant le spasme ou la convulsion comme nécessité explicative, ont su apprécier ses différentes origines, ses différentes formes, reconnaître le rôle du catarrhe et surtout renoncer aux anti-spasmodiques, ceux-là ont obtenu de belles et nombreuses cures, dues non point au hasard, mais à une saine observation et à une bonne pratique. Il n'y a rien là qui doive étonner; les tentatives qu'on fera pour guérir rationnellement une maladie dont on ignore la nature, seront toujours infructueuses. Aussi est-ce en vue du traitement et de la guérison de l'asthme, que j'ai entrepris, dans ce travail, de bien déterminer sa cause prochaine et la raison des différents phénomènes qu'il présente. L'hypothèse nerveuse que rien ne justifie, a été combattue non seulement parce que nous la croyons fausse, mais parce qu'elle est impuissante dans le traitement, qu'elle a été admise dans la science par esprit de doctrine par les uns, par amour du merveilleux, de l'indéfinissable par les autres, et que, pour tous, elle a été stérile et trompeuse.

Nous aurons accompli la tache que nous nous étions imposée, si nous avons montré les avantages que la pratique peut retirer de la définition bien précise de l'asthme, si nous avons fait voir que la nature catarrhale de la maladie établit la ligne thérapeutique qu'on doit suivre en général, et que des indications particulières peuvent naître de la constitution du malade, de l'état des organes sécréteurs ou de ceux qui servent à la nutrition. Négliger ces précieuses ressources, c'est vouloir renoncer à guérir, c'est manquer à cette importante recommandation que nous fait Sydenham, et que j'ai adoptée comme guide et comme but dans ce travail :

« J'ai pensé plusieurs fois que, si je connaissais parfaitement l'histoire de chaque maladie, je serais toujours en état de la guérir, parce que les différents phénomènes me montreraient la véritable route que je devrais tenir, et qu'étant soigneusement comparés ensemble, ils me conduiraient comme par la main aux indications les plus véritables qui se tirent du fond de la maladie et non pas des erreurs de l'imagination. » (Sydenham, *Med. prat.*, t. 1, p. 127, trad. de Jault).